International Union Against Cancer

TNM

Klassifikation maligner Tumoren

4., vollständig überarbeitete Auflage

Kolon, Rektum

T1	Submukosa
T2	Muscularis propria
T3	Subserosa, nicht peritonealisiertes perikolisches/ perirektales Gewebe
T4	Viszerales Peritoneum/andere Organe oder Strukturen
N1	≤ 3 perikolisch/perirektal
N2	> 3 perikolisch/perirektal
N3	Lymphknoten an benanntem Gefäßstamm

Akademie-Verlag Berlin

TNM Klassifikation maligner Tumoren

Englische Originalausgabe:

TNM Classification of Malignant Tumours, Fourth, Fully Revised Edition, Springer-Verlag 1987

Weitere Übersetzungen:

TNM Classification des tumeurs malignes, Quatrième édition entièrement remise à jour, Springer-Verlag France 1988

TNM Classificazione dei Tumori Maligni, Quarta Edizione Completament Reveduta, Edizione Minerva Medica 1988

TNM Classificación de los Tumores Malignos, Cuarta Edición, Completamente Revisada, Rhône-Poulenc Santé 1988

Diese Ausgabe des Akademie-Verlages ist textidentisch mit der des Springer-Verlages. Für das Zustandekommen dieser Ausgabe dankt der Springer-Verlag Herrn Prof. Dr. Hermanek (Erlangen) und Herrn Dr. Huber (Berlin, DDR) sehr herzlich.

UICC International Union Against Cancer

TNM

Klassifikation maligner Tumoren

Herausgegeben und übersetzt von

P. Hermanek, O. Scheibe, B. Spiessl und G. Wagner

4., vollständig überarbeitete Auflage

Akademie-Verlag Berlin

1989

UICC
Rue du Conseil-Général 3, CH-1205 Geneva

Herausgeber und Übersetzer:

Prof. D. P. Hermanek
Abteilung für Klinische Pathologie,
Chirurgische Universitätsklinik
Erlangen, Maximiliansplatz,
D - 8520 Erlangen

Prof. Dr. Dr. B. Spiessl
Departement für Chirurgie,
Kantonsspital, Universitätskliniken,
Spitalstr. 21,
CH - 4031 Basel

Prof. Dr. O. Scheibe
Chirurgische Klinik des Bürgerhospitals,
Krankenhaus Feuerbach,
Stuttgarter Str. 151,
D - 7000 Stuttgart 30

Prof. Dr. G. Wagner
Deutsches Krebsforschungszentrum,
Institut für Dokumentation, Information
und Statistik,
Im Neuenheimer Feld 280,
D - 6900 Heidelberg

Titel der englischen Ausgabe:
P. Hermanek, L. H. Sobin (eds.): TNM Classification of Malignant Tumours,
4. fully revised edition, 1987, © International Union Against Cancer Geneva

---

Die deutsche Originalausgabe erscheint im Springer-Verlag Berlin Heidelberg
New York

ISBN 3-540-17602-0 Springer-Verlag Berlin Heidelberg New York
ISBN 0-387-17602-0 Springer-Verlag New York Berlin Heidelberg

Vertrieb ausschließlich für die DDR und die sozialistischen Länder
Akademie-Verlag Berlin

ISBN 3-05-500748-4

Erschienen im Akademie-Verlag Berlin, Leipziger Straße 3–4, Berlin, DDR - 1086
Lizenznummer: 202 · 100/544/89
Printed in the German Democratic Republic
Gesamtherstellung: VEB Druckerei »Gottfried Wilhelm Leibniz«,
Gräfenhainichen, DDR - 4450 · 7328
LSV 2715
Bestellnummer: 764 093 7 (6364)
01500

Die sind weise zu nennen,
die Dinge in die rechte Ordnung bringen

Thomas von Aquin
Summa contra gentiles, Buch 1, Kapitel 1

Danksagungen

Für die Mitarbeit und den Rat bei der Übersetzung danken die Herausgeber Herrn Prof. Dr. G. O. H. Naumann und Herrn Priv. Doz. Dr. G. Lang, Erlangen (Augentumoren) sowie Herrn Dr. V. Maaßen, Berlin (Gynäkologische Tumoren).

Besonderer Dank gilt Frau Judith Wagner, Erlangen, ohne deren unermüdlichen Einsatz bei der Abfassung des Manuskripts und bei den Korrekturen die rasche Fertigstellung dieses Bandes kaum denkbar gewesen wäre.

Schließlich ist dem Springer-Verlag und seinen Mitarbeitern für die zügige Drucklegung und die gediegene Ausstattung zu danken.

Vorwort zur deutschen Übersetzung der vierten Auflage

Die TNM-Klassifikation maligner Tumoren ist zuletzt 1978 in 3. Auflage erschienen. Seither haben sich in der Diagnostik durch die weite Verwendung der Computertomographie und durch die Einführung der endoskopischen Sonographie und der Kernspintomographie beträchtliche Fortschritte ergeben; darüber hinaus wurden in vielen Studien neue Erkenntnisse über die Beziehungen zwischen der Tumorausbreitung zum Zeitpunkt der Diagnose und dem weiteren Krankheitsverlauf gewonnen.

Wie festzustellen ist, führten manche Benutzer im Verlauf der Jahre Abwandlungen der Klassifikationsregeln bei verschiedenen anatomischen Bezirken ein. Um diese Entwicklung eigenständiger Modifizierung - eine Einschränkung der Standardisierung - auszugleichen und um die wissenschaftlichen Fortschritte der letzten 10 Jahre zu berücksichtigen, vereinbarten die Nationalen TNM-Komitees, die TNM-Klassifikation von 1978 zu überarbeiten und auch neue Klassifikationen für bisher im TNM-System noch nicht berücksichtigte Organe einzufügen. Besonderes Anliegen sollte es sein, wieder allgemein anerkannte, international einheitliche Regeln zu schaffen.

Die nun vorliegende 4. Auflage der TNM-Klassifikation stimmt mit der Klassifikation gynäkologischer Tumoren durch die FIGO (Fédération Internationale de Gynécologie et d'Obstétrique) überein und ist identisch mit der Klassifikation kindlicher Tumoren durch die SIOP (Société Internationale d'Oncologie Pédiatrique). Sie wurde von allen Nationalen TNM-Komitees einschließlich des AJCC (American Joint Committee on Cancer) angenommen, so daß nunmehr eine auf den neuesten Stand gebrachte, weltweit einheitliche Klassifikation der Tumorausbreitung zur Verfügung steht.

Es war für das Deutschsprachige TNM-Komitee (DSK) eine selbstverständliche Aufgabe, die 4. Auflage ins Deutsche zu übersetzen und sie damit auch in deutscher Sprache möglichst rasch allgemein zugänglich zu machen. Die im Vergleich zur 3. Auflage geänderten Definitionen der TNM/pTNM-Klassifikation und der Stadiengruppierungen sind links seitlich durch eine Linie gekennzeichnet.

Im Auftrag des Deutschsprachigen TNM-Komitees

P. Hermanek, Erlangen
O. Scheibe, Stuttgart
B. Spiessl, Basel
G. Wagner, Heidelberg

Inhaltsverzeichnis

Nationale Komitees und internationale Organisationen

AJCC	American Joint Committee on Cancer
BIJC	British Isles Joint TNM Classification Committee
CNC	Canadian National TNM Committee
CNU-TNM	Comité Nacional Uruguayo TNM
DSK	Deutschsprachiges TNM-Komitee
EORTC	European Organization for Research on Treatment of Cancer
FIGO	Fédération Internationale de Gynécologie et d'Obstétrique
FTNM	French TNM Group
ICC	Italian Committee for TNM Cancer Classification
JJC	Japanese Joint Committee
SIOP	Société Internationale d'Oncologie Pédiatrique

Mitglieder der TNM-Komitees der UICC

1950 bestellte die UICC ein *Committee on Tumour Nomenclature and Statistics*. 1954 wurde dieses Komitee in *Committee on Clinical Stage Classification and Applied Statistics* umbenannt; seit 1966 nennt es sich *Committee on TNM Classification*. Die in diesen Komitees tätigen Mitglieder sind nachfolgend aufgeführt:

Anderson, W. A. D.	USA
Baclesse, F.	Frankreich
Badellino, F.	Italien
Barajas-Vallejo, E.	Mexiko
Blinov, N.	UdSSR
Bucalossi, P.	Italien
Burn, I.	Vereinigtes Königreich
Bush, R.S.	Kanada
Carr, D.T.	USA
Copeland, M.M.	USA
Costachel, O.	Rumänien
Denoix, P.	Frankreich
Fischer, A.W.	Bundesrepublik Deutschland
Gentil, F.	Brasilien
Ginsberg, R.	Kanada
Hamperl, H.	Bundesrepublik Deutschland
Harmer, M.H.	Vereinigtes Königreich
Hayat, M.	Frankreich
Hermanek, P.	Bundesrepublik Deutschland
Hultberg, S.	Schweden
Hutter, R.V.P.	USA
Ichikawa, H.	Japan
Imai, T.	Japan

Ishikawa, S.	Japan
Junqueira, A.C.C.	Brasilien
Kasdorf, H.	Uruguay
Kottmeier, H.L.	Schweden
Koszarowski, T.	Polen
Levene, A.	Vereinigtes Königreich
Lima-Basto, E.	Portugal
Logan, W.P.D.	Vereinigtes Königreich
McWhirter, R.	Vereinigtes Königreich
Perazzo, D.L.	Argentinien
Perez-Modrego, S.	Spanien
Perry, I.H.	USA
Rakov, A.I.	UdSSR
Roxo-Nobre, M.O.	Brasilien
Sellers, A.H.	Kanada
Sobin, L.H.	USA
Spiessl, B.	Schweiz
Van der Werf-Messing, B.	Niederlande
Wagner, R.I.	UdSSR
Watson, T.A.	Kanada

EINLEITUNG

Geschichte des TNM-Systems

Das TNM-System zur Klassifikation der malignen Tumoren wurde von P. Denoix (Frankreich) in den Jahren 1943–1952[1] entwickelt.

1950 bestellte die UICC ein *Committee on Tumour Nomenclature and Statistics*. Dieses Komitee griff für die Klassifikation der klinischen Stadien die allgemeinen Definitionen der lokalen Ausdehnung maligner Tumoren auf, wie sie vom Subcommittee der WHO zur Registrierung von Krebserkrankungen und ihrer statistischen Erfassung[2] vorgeschlagen wurden.

1953 fand auf dem Internationalen Radiologenkongreß ein gemeinsames Treffen dieses Komitees und der „International Commission on Stage-Grouping in Cancer and Presentation of the Results of Treatment of Cancer“ statt. Man einigte sich dabei auf eine allgemeine Methode der Klassifikation nach der anatomischen Ausdehnung der Erkrankung unter Verwendung des TNM-Systems.

1954 gründete die Forschungskommission der UICC ein spezielles *Committee on Clinical Stage Classification and Applied Statistics*, um „... die Studien auf diesem Gebiet fortzusetzen und die allgemeine Methode der Klassifikation auf Krebse aller Lokalisationen auszudehnen“.

1958 veröffentlichte das Komitee seine ersten Empfehlungen für die klinische Stadieneinteilung des Brust- und Larynxkrebses

---

[1] Denoix, PF: Bull Inst Nat Hyg (Paris) 1: 1-69 (1944) und 5: 52–82 (1944).

[2] WHO Technical Report Series, Nr. 53, Juli 1952, S. 47–48.

und für die Darstellung der Behandlungsergebnisse[3]. Eine zweite Veröffentlichung im Jahre 1959 enthielt revidierte Vorschläge für die Klassifikation des Brustkrebses, deren klinische Anwendung und die Auswertung einer 5-Jahres-Periode (1960–1964)[4].

Von 1960 bis 1967 veröffentlichte das Komitee 9 Broschüren mit Vorschlägen für die Klassifikation von 23 verschiedenen Krebslokalisationen. Darin wurde empfohlen, die Klassifikationsvorschläge für jede wichtige Lokalisation einer 5jährigen prospektiven oder retrospektiven Feldstudie zu unterziehen.

1968 wurden diese Broschüren in einem Taschenbuch zusammengefaßt, dem „Livre de Poche“[5]. Ein Jahr später erschien ein Ergänzungsband mit Empfehlungen für die Durchführung von Feldstudien, für die Darstellung der Endergebnisse sowie für die Bestimmung von Überlebensraten[6]. Das „Livre de Poche“ wurde nach und nach in 11 Sprachen übersetzt.

1974 und 1978 erschienen die 2. und 3. Auflage[7,8] mit Klassifikationen neuer anatomischer Bezirke und Verbesserungen früher veröffentlichter Klassifikationen. Die 3. Auflage wurde 1982 erweitert und überarbeitet. Hierbei wurden auch neue Klassifikationen für ausgewählte Tumoren im Kindesalter aufgenommen. Diese wurden in Zusammenarbeit mit der „Société Internationale d'Oncologie Pédiatrique“ (SIOP) erarbeitet. Eine Klassi-

---

[3] International Union Against Cancer (UICC), Committee on Clinical Stage Classification and Applied Statistics: Clinical Stage Classification and Presentation of Results. Malignant Tumours of the Breast and Larynx. Paris, 1958.

[4] International Union Against Cancer (UICC), Committee on Stage Classification and Applied Statistics: Clinical Stage Classification and Presentation of Results. Malignant Tumours of the Breast. Paris, 1959.

[5] International Union Against Cancer (UICC): TNM Classification of malignant tumours. Geneva 1968.

[6] International Union Against Cancer (UICC): TNM General Rules. Geneva 1969.

[7] International Union Against Cancer (UICC): TNM Classification of malignant tumours. 2nd ed. Geneva 1974.

[8] International Union Against Cancer (UICC): TNM Classification of malignant tumours. 3rd ed. by M. H. Harmer. Geneva 1978, enlarged and revised 1982.

fikation der Augentumoren wurde 1985 in einer eigenen Broschüre publiziert.

Im Verlauf der Jahre führten manche Benutzer Abwandlungen der Klassifikationsregeln bei einigen anatomischen Bezirken ein. Um dieser Entwicklung, einer Störung jeder Standardisierung, entgegenzuwirken, vereinbarten die Nationalen TNM-Komitees 1982, eine vereinheitlichte TNM-Klassifikation zu formulieren. Eine Reihe von Meetings wurde abgehalten, um die vorliegenden Klassifikationen zu vereinheitlichen und auf den neuesten Stand zu bringen; zudem sollten neue Klassifikationen entwikkelt werden. Als Ergebnis dieser Bemühungen liegt die 4. Auflage der TNM-Klassifikation vor. Die Regeln für die Klassifikation und die Stadieneinteilung entsprechen genau jenen, die auch in der 3. Auflage des *AJCC Manual for Staging of Cancer* (1987) erscheinen werden; sie wurden von allen Nationalen TNM-Komitees anerkannt. Diese sind zusammen mit den Namen der Mitglieder der mit dem TNM-System befaßten UICC-Komitees auf den Seiten XV–XVIII aufgelistet.

Die UICC erkennt die Notwendigkeit der Beständigkeit der TNM-Klassifikation, damit Daten in einheitlicher Weise und über eine angemessene Zeit hin gesammelt werden können. Entsprechend dieser Zielsetzung sollen die in diesem Taschenbuch publizierten Klassifikationen so lange unverändert bleiben, bis größere Fortschritte in Diagnose oder Behandlung für eine spezielle Lokalisation eine Überprüfung der derzeitigen Klassifikation erforderlich machen.

Der Aufbau und die Weiterentwicklung eines allgemein anerkannten Klassifikationssystems können nur auf der Basis engster Zusammenarbeit aller nationalen und internationalen Komitees gelingen. Nur so ist eine einheitliche Sprache aller Onkologen beim Vergleich ihres klinischen Krankenguts und bei der Bewertung ihrer Behandlungsresultate zu erreichen. Nach wie vor bemüht sich die UICC um eine allgemeine Zustimmung zur Klassifikation der anatomischen Ausbreitung der Erkrankung.

Prinzipien des TNM-Systems

Aus der Erfahrung, daß die Überlebensraten bei lokalisierter Krebserkrankung höher liegen als bei Ausbreitung über das Ursprungsorgan hinaus, entwickelte sich die Praxis, Krebspatienten nach sog. Stadien in verschiedene Gruppen zu unterteilen. Diese Gruppen wurden häufig als „Früh-" bzw. „Spätfälle" bezeichnet, worin eine zeitliche Progression zum Ausdruck kommt. In Wirklichkeit kann das Stadium der Erkrankung zum Zeitpunkt der Diagnosestellung nicht nur die Wachstumsrate und die Ausdehnung der Geschwulst, sondern auch die Art des Tumors und die Tumor-Wirt-Beziehung widerspiegeln.

Die Einteilung des Krebses nach Stadien ist Tradition und zur Analyse mancher Patientengruppe nicht zu umgehen. Nach Meinung der UICC ist eine Einigung in bezug auf die Registrierung exakter Angaben über die Tumorausdehnung für jede Lokalisation wünschenswert, da die genaue klinische Beschreibung und (wenn möglich) histopathologische Klassifikation maligner Neoplasmen mehreren Zielen dient, nämlich

1. dem Kliniker bei der Behandlungsplanung zu helfen,
2. Hinweise auf die Prognose zu geben,
3. zur Auswertung der Behandlungsergebnisse beizutragen,
4. den Informationsaustausch zwischen Behandlungszentren zu erleichtern,
5. zur kontinuierlichen Erforschung der menschlichen Krebserkrankungen beizutragen.

Der Hauptzweck, der mit einer internationalen Einigung über die Klassifikation der Ausdehnung von Krebserkrankungen verfolgt wird, besteht jedoch darin, eine Methode zu finden, die es erlaubt, klinische Erfahrungen anderen auf eindeutige Weise mitzuteilen.

Es gibt viele Grundlagen oder Achsen einer Klassifikation, z. B. der anatomische Sitz sowie die klinische und pathoanatomische Ausdehnung der Erkrankung, die anamnestische Dauer der Beschwerden und Symptome, Geschlecht und Alter des Patienten, der histologische Typ und Differenzierungsgrad usw. Alle diese Parameter repräsentieren Variable, die bekanntermaßen einen Einfluß auf den weiteren Verlauf der Erkrankung haben. Das TNM-System behandelt in erster Linie die Klassifikation nach der klinisch und - falls möglich - histopathologisch bestimmten anatomischen Ausdehnung der Erkrankung.

Der Kliniker hat vordringlich die Prognose zu beurteilen und eine Entscheidung hinsichtlich der wirkungsvollsten Behandlung zu treffen. Diese Beurteilung und diese Entscheidung erfordern - unter anderem - eine genaue Bestimmung der anatomischen Ausdehnung der Erkrankung. Der Trend heißt: weg von der Stadiengruppierung („Staging") und hin zu einer sinnvollen Befundbeschreibung, an die sich später eine Zusammenfassung in bestimmte Gruppen anschließen kann.

Um die genannten Anforderungen zu erfüllen, benötigen wir ein Klassifikationssystem, das

1. in seinen grundlegenden Prinzipien ungeachtet der Behandlung auf alle anatomische Bezirke anwendbar ist und
2. spätere Ergänzungen durch Informationen, die erst durch histopathologische Untersuchung oder chirurgische Eingriffe erhältlich sind, zuläßt.

Das TNM-System entspricht diesen Erfordernissen.

Allgemeine Regeln des TNM-Systems (General Rules)

Das TNM-System zur Beschreibung der anatomischen Ausdehnung der Erkrankung beruht auf der Feststellung der 3 Komponenten:

T - Ausdehnung des Primärtumors,

N - Fehlen oder Vorhandensein und Ausdehnung von regionären Lymphknotenmetastasen,

M - Fehlen oder Vorhandensein von Fernmetastasen.

Durch Hinzufügen von Ziffern zu diesen 3 Komponenten wird das Ausmaß der malignen Erkrankung angezeigt:

T0, T1, T2, T3, T4; N0, N1, N2, N3; M0, M1.

Im Grunde ist das System eine „Kurzschrift" zur Beschreibung der Ausdehnung eines bestimmten malignen Tumors.

Grundregeln, die sich auf alle anatomischen Bezirke anwenden lassen

1. Alle Fälle sollen mikroskopisch bestätigt sein. Alle nicht auf diese Weise verifizierten Fälle müssen gesondert aufgeführt werden.
2. Für jede Lokalisation werden 2 Klassifikationen beschrieben:
   a) Klinische Klassifikation (prätherapeutische klinische Klassifikation), bezeichnet als TNM (oder cTNM). Sie basiert auf vor der Behandlung erhobenen Befunden. Solche ergeben sich aufgrund von klinischer Untersuchung, bildgebenden Verfahren, Endoskopie, Biopsie, chirurgischer Exploration und anderen relevanten Untersuchungen.
   b) Pathologische Klassifikation (postoperative histopathologische Klassifikation), bezeichnet als pTNM. Bei dieser Klassifikation wird der vor der Behandlung festgestellte Befund ergänzt oder abgeändert durch Erkenntnisse, die beim chirurgischen Eingriff und durch die pathologische Untersuchung gewonnen werden. Die pathologische Beurteilung des Primärtumors (PT)[9] erfordert eine Resektion des Primärtumors oder Biopsien, die zur Bestimmung der höchsten pT-Kategorie adäquat sind. Die pathologische Beurteilung der regionären Lymphknoten (pN) erfordert die Entfernung von Lymphknoten in einem Ausmaß, das die Aussage über das Fehlen regionärer Lymphknotenmetastasen (pN0) verläßlich macht und andererseits zur Bestimmung der höchsten pN-Kategorie ausreicht. Die pathologische Feststellung von Fernmetastasen (pM) erfordert die mikroskopische Untersuchung.
3. Nach der Festlegung von T-, N- und M- und/oder pT-, pN- und pM-Kategorien können diese zu Stadien gruppiert werden. TNM-Klassifikation und Stadieneinteilung müssen, ein-

[9] Inhaltliche Änderungen der vorliegenden 4. Auflage gegenüber der 3. Auflage sind durch eine dicke Linie am linken Rand des Textes gekennzeichnet. Gleiches gilt für neue Klassifikationen von bisher nicht klassifizierten Tumoren.

mal festgesetzt, in den medizinischen Aufzeichnungen unverändert bleiben. Das klinische Stadium ist wesentlich für die Wahl und die Beurteilung der Therapie, das pathologische Stadium liefert die genauesten Daten zur Abschätzung der Prognose und zur Berechnung der Behandlungsergebnisse.

4. Bestehen Zweifel bei der Festlegung der TNM-Kategorien, so soll die niedrigere, d.h. weniger fortgeschrittene Kategorie gewählt werden. Dies wird auch bei der Stadieneinteilung berücksichtigt.
5. Im Falle multipler simultaner Tumoren in einem Organ soll der Tumor mit der höchsten T-Kategorie identifiziert und die Multiplizität oder die Anzahl der Tumoren in Klammern angegeben werden, z.B. T2(m) oder T2(5). Bei simultanen bilateralen Krebsen paariger Organe soll jeder Tumor für sich klassifiziert werden. Bei Tumoren der Schilddrüse, der Leber sowie bei Nephroblastom und Neuroblastom ist der Faktor Multiplizität ein Kriterium der T-Klassifikation.

Anatomische Regionen und Bezirke

Die Lokalisationen dieser Klassifikation sind nach den Code-Nummern der Internationalen Klassifikation der Krankheiten für die Onkologie (ICD-O, World Health Organization 1976) aufgelistet.

Jede Region bzw. jeder Bezirk wird nach folgendem Schema beschrieben:

- Regeln zur Klassifikation mit den Verfahren für die Bestimmung der T-, N- und M-Kategorien,
- anatomische Bezirke bzw. Unterbezirke, falls erforderlich,
- regionäre Lymphknoten,
- TNM: Klinische Klassifikation,
- pTNM: Pathologische Klassifikation,
- G Histopathologisches Grading
- Stadiengruppierung,
- Kurzfassung.

TNM: Klinische Klassifikation

Folgende allgemeine Definitionen werden stets angewendet:

T - Primärtumor

TX Primärtumor kann nicht beurteilt werden.
T0 Kein Anhalt für Primärtumor.
Tis Carcinoma in situ.
T1, T2, T3, T4 Zunehmende Größe und/oder lokale Ausdehnung des Primärtumors.

N - Regionäre Lymphknoten

NX Regionäre Lymphknoten können nicht beurteilt werden.
N0 Keine regionären Lymphknotenmetastasen.
N1, N2, N3 Zunehmender Befall regionärer Lymphknoten.

Anmerkungen: Direkte Ausbreitung des Primärtumors in Lymphknoten wird als Lymphknotenmetastase klassifiziert.
Metastasen in anderen Lymphknoten als den regionären werden als Fernmetastasen klassifiziert.

M - Fernmetastasen

MX Das Vorliegen von Fernmetastasen kann nicht beurteilt werden.
M0 Keine Fernmetastasen.
M1 Fernmetastasen.
Die Kategorie M1 kann wie folgt spezifiziert werden:

Lunge	PUL	Knochenmark	MAR
Knochen	OSS	Pleura	PLE
Leber	HEP	Peritoneum	PER
Hirn	BRA	Haut	SKI
Lymphknoten	LYM	Andere Organe	OTH

Unterteilung von TNM

Manche Hauptkategorien sind weiter unterteilt, wo größere Spezifität benötigt wird (z. B. T1a, T1b oder N2a, N2b).

pTNM: Pathologische Klassifikation

Folgende allgemeine Definitionen werden stets angewendet:

pT - Primärtumor

pTX Primärtumor kann histologisch nicht beurteilt werden.
pT0 Kein histologischer Anhalt für Primärtumor.
pTis Carcinoma in situ.
pT1, pT2, pT3, pT4 Zunehmende Ausdehnung des Primärtumors bei histologischer Untersuchung.

pN - Regionäre Lymphknoten

pNX Regionäre Lymphknoten können histologisch nicht beurteilt werden.
pN0 Histologisch keine Lymphknotenmetastasen.
pN1, pN2, pN3 Zunehmender Befall regionärer Lymphknoten bei histologischer Untersuchung.

Anmerkungen: Direkte Ausbreitung des Primärtumors in Lymphknoten wird als Lymphknotenmetastase klassifiziert.
Wenn die Größe ein Kriterium für die pN-Klassifikation ist (z. B. beim Brustkrebs), werden die Metastasen, nicht die Lymphknoten gemessen.

pM - Fernmetastasen

pMX Das Vorliegen von Fernmetastasen kann mikroskopisch nicht beurteilt werden.
pM0 Mikroskopisch keine Fernmetastasen.
pM1 Mikroskopisch Fernmetastasen.

Die Kategorie pM1 kann in gleicher Weise wie M1 weiter spezifiziert werden (s. S. 8).

Unterteilung von pTNM

Manche Hauptkategorien sind weiter unterteilt, wo größere Spezifität benötigt wird (z. B. pT1a, pT1b oder pN2a, pN2b).

Histopathologisches Grading

Bei den meisten anatomischen Bezirken kann eine weitere Information über den Primärtumor unter folgender Rubrik festgehalten werden:

G - Histopathologisches Grading

GX Differenzierungsgrad kann nicht bestimmt werden.
G1 Gut differenziert.
G2 Mäßig differenziert.
G3 Schlecht differenziert.
G4 Undifferenziert.

Anmerkung des DSK: An manchen Lokalisationen (z. B. Corpus uteri, Ovar, urologische Tumoren) ist eine Kategorie G3-4 Schlecht differenziert/undifferenziert vorgesehen. Das DSK empfiehlt, diese Kategorie als G4 zu kodieren.

Zusätzliche Kennzeichen

Die nachfolgenden Kennzeichen können fakultativ verwendet werden.

y-Symbol

Wenn die Klassifikation während oder nach initialer multimodaler Therapie erfolgt, werden die TNM- oder pTNM-Kategorien durch das Präfix „y" gekennzeichnet (z. B. yT2N1M0 oder ypT2pN2pM0).

r-Symbol

Rezidivtumoren werden durch das Präfix „r" gekennzeichnet (z. B. rT2N0M0 oder rpT3pN1pMX).

C-Faktor

Der C-Faktor (C = Abkürzung von Certainty, „Diagnosesicherung") drückt die von den verwendeten diagnostischen Methoden abhängige Zuverlässigkeit der Klassifikation aus.

Die Definitionen des C-Faktors sind:

C1 Ergebnisse aufgrund von diagnostischen Standardmethoden, z. B. Inspektion, Palpation und Standard-Röntgenaufnahmen, intraluminale Endoskopie bei bestimmten Organen.

C2 Ergebnisse aufgrund spezieller diagnostischer Maßnahmen, z. B. bildgebende Verfahren: Röntgenaufnahmen in speziellen Projektionen, Schichtaufnahmen, Computertomographie (CT), Sonographie, Lymphographie, Angiographie; nuklearmedizinische Untersuchungen; Kernspintomographie (NMR); Endoskopie, Biopsie und Zytologie.

C3 Ergebnisse aufgrund chirurgischer Exploration einschließlich Biopsie und zytologischer Untersuchung.

C4 Ergebnisse über die Ausdehnung der Erkrankung nach definitiver Chirurgie und pathologischer Untersuchung des Tumorresektats.

C5 Ergebnisse aufgrund einer Autopsie.

Beispiel: Der C-Faktor wird hinter die Kategorien T, N und M gesetzt. Ein Fall kann z. B. beschrieben werden als T3C2, N2C1, M0C2.

Die klinische TNM-Klassifikation entspricht den verschiedenen Sicherheitsgraden C1, C2 und C3, die pathologische pTNM-Klassifikation dem Sicherheitsgrad C4.

Residualtumor-(R-)Klassifikation

Das Fehlen oder Vorhandensein von Residualtumor (Resttumor) nach Behandlung wird durch das Symbol R beschrieben. Seine Verwendung ist fakultativ.

RX Vorhandensein von Residualtumor kann nicht beurteilt werden.
R0 Kein Residualtumor.
R1 Mikroskopischer Residualtumor.
R2 Makroskopischer Residualtumor.

Stadiengruppierung

Die Klassifikation durch das TNM-System erlaubt eine genügend präzise Beschreibung und Dokumentation der anatomischen Ausdehnung der Erkrankung. Bei 4 Kategorien von T, 3 Kategorien von N und 2 Kategorien von M stehen 24 TNM-Kategorien zur Verfügung. Wenn keine großen Fallzahlen vorliegen, ist es für die Tabellierung und die Analyse notwendig, diese Kategorien in eine günstige Anzahl von TNM-Stadien zusammenzufassen.

Das Carcinoma in situ wird als Stadium 0 bezeichnet, Fälle mit Fernmetastasen als Stadium IV.

Die Stadiengruppierung soll so gut wie möglich sicherstellen, daß jede Gruppe in sich in bezug auf die Überlebensrate mehr oder weniger homogen ist und daß sich für die jeweilige Krebslokalisation die Überlebensraten verschiedener Gruppen unterscheiden.

Kurzfassung der TNM-Definitionen

Als Erinnerungshilfe oder Nachschlagemöglichkeit sind am Ende jedes anatomischen Bezirks die wesentlichen Unterscheidungskriterien zusammengefaßt. Diese abgekürzten Definitionen sind nicht vollständig und wollen dies auch nicht sein; die ausführlichen Definitionen sollten stets zur Beurteilung mit herangezogen werden.

Verwandte Klassifikationen

Seit 1958 hat sich die Weltgesundheitsorganisation (WHO) mit einem Programm zur Erarbeitung international akzeptabler Kriterien für die histologische Tumordiagnostik beschäftigt.

Daraus entwickelte sich eine *International Histological Classification of Tumours,* die in einer illustrierten 25bändigen Serie die Definitionen der Tumortypen und die vorgeschlagene Nomenklatur enthält.

Die *WHO International Classification of Diseases for Oncology (ICD-O)* (Internationale Klassifikation der Krankheiten für die Onkologie) wurde als Codesystem für Topographie und Morphologie sowie das Verhalten (z. B. maligne, benigne) von Neoplasmen entwickelt. Diese kodierte Nomenklatur ist identisch mit dem Tumormorphologie-Teil in der *Systematized Nomenclature of Medicine* (SNOMED), die vom College of American Pathologists 1976 publiziert wurde.

Im Interesse der Förderung der nationalen und internationalen Zusammenarbeit in der Krebsforschung und vor allem, um die Kooperation bei klinischen Forschungen zu erleichtern, wird empfohlen, die *International Histological Classification of Tumours* zur Klassifikation und Definition der Tumortypen und den ICD-O-Code für die Datenverarbeitung zu verwenden.

Inhaltliche Änderungen der vorliegenden 4. Auflage gegenüber der 3. Auflage sind durch eine dicke Linie am linken Rand des Textes gekennzeichnet. Gleiches gilt für neue Klassifikationen von bisher nicht klassifizierten Tumoren.

KOPF- UND HALSTUMOREN

Einführende Bemerkungen

Folgende anatomische Bezirke werden klassifiziert:

Lippe, Mundhöhle	Larynx
Oropharynx	Kieferhöhle
Nasopharynx	Speicheldrüsen
Hypopharynx	Schilddrüse

Jeder anatomische Bezirk wird nach folgendem Schema beschrieben:

- Regeln zur Klassifikation mit den Verfahren für die Bestimmung der T-, N- und M-Kategorien. Zusätzliche Methoden zur Erhöhung der Genauigkeit der Bestimmung vor Behandlung können benutzt werden.
- Anatomische Bezirke und Unterbezirke, falls erforderlich.
- Regionäre Lymphknoten.
- TNM: Klinische Klassifikation.
- pTNM: Pathologische Klassifikation.
- G: Histopathologisches Grading.
- Stadiengruppierung.
- Kurzfassung.

Zusätzliche Kennzeichen

Gegebenenfalls können das y-Symbol, das r-Symbol sowie der C-Faktor zusätzlich verwendet werden (s. S. 10 und 11).

Regionäre Lymphknoten

Die Definitionen der N-Kategorien für alle Kopf- und Halsbezirke außer der Schilddrüse sind:

NX Regionäre Lymphknoten können nicht beurteilt werden.

N0 Keine regionären Lymphknotenmetastasen.

N1 Metastase in solitärem ipsilateralen Lymphknoten, 3 cm oder weniger in größter Ausdehnung.

N2 Metastase(n) in solitärem ipsilateralen Lymphknoten, mehr als 3 cm, aber nicht mehr als 6 cm in größter Ausdehnung, oder in multiplen ipsilateralen Lymphknoten, keine mehr als 6 cm in größter Ausdehnung, oder in bilateralen oder kontralateralen Lymphknoten, keine mehr als 6 cm in größter Ausdehnung.

- N2a Metastase in solitärem ipsilateralen Lymphknoten, mehr als 3 cm, aber nicht mehr als 6 cm in größter Ausdehnung.
- N2b Metastasen in multiplen ipsilateralen Lymphknoten, keine mehr als 6 cm in größter Ausdehnung.
- N2c Metastasen in bilateralen oder kontralateralen Lymphknoten, keine mehr als 6 cm in größter Ausdehnung.

N3 Metastase(n) in Lymphknoten, mehr als 6 cm in größter Ausdehnung.

Anmerkung: In der Mittellinie gelegene Lymphknoten gelten als ipsilateral.

Fernmetastasen

Die Definitionen der M-Kategorien für alle Kopf- und Halsregionen sind:

MX Das Vorliegen von Fernmetastasen kann nicht beurteilt werden.

M0 Keine Fernmetastasen.

M1 Fernmetastasen.

Die Kategorie M1 kann wie folgt spezifiziert werden:

Lunge	PUL	Knochenmark	MAR
Knochen	OSS	Pleura	PLE
Leber	HEP	Peritoneum	PER
Hirn	BRA	Haut	SKI
Lymphknoten	LYM	Andere Organe	OTH

Histopathologisches Grading

Die Definitionen der G-Kategorien gelten für alle Kopf- und Halslokalisationen ausschließlich Schilddrüse.

G - Histopathologisches Grading

GX Differenzierungsgrad kann nicht bestimmt werden.
G1 Gut differenziert.
G2 Mäßig differenziert.
G3 Schlecht differenziert.
G4 Undifferenziert.

R-Klassifikation

Das Fehlen oder Vorhandensein von Residualtumor nach Behandlung kann durch das Symbol R beschrieben werden:

RX Vorhandensein von Residualtumor kann nicht beurteilt werden.
R0 Kein Residualtumor.
R1 Mikroskopischer Residualtumor.
R2 Makroskopischer Residualtumor.

Lippen und Mundhöhle (ICD-O 140, 141, 143–145)

Regeln zur Klassifikation

Die Klassifikation gilt nur für Plattenepithelkarzinome des Lippenrots und für Karzinome der Mundhöhle. Histologische Diagnosesicherung ist erforderlich.

Verfahren zur Bestimmung der T-, N- und M-Kategorien sind:

T-Kategorien: klinische Untersuchung und bildgebende Verfahren,
N-Kategorien: klinische Untersuchung und bildgebende Verfahren,
M-Kategorien: klinische Untersuchung und bildgebende Verfahren.

Anatomische Bezirke und Unterbezirke

Lippe

1. Oberlippe, Lippenrot (140.0)
2. Unterlippe, Lippenrot (140.1)
3. Mundwinkel (140.6)

Mundhöhle

1. Mundschleimhaut
   a) Schleimhaut der Ober- und Unterlippe (140.3,4).
   b) Wangenschleimhaut (145.0),
   c) Retromolargegend (145.6),
   d) Sulcus buccomandibularis und -maxillaris 145.1).
2. Oberer Alveolarfortsatz und Gingiva (143.0).
3. Unterer Alveolarfortsatz und Gingiva (143.1).

4. Harter Gaumen (145.2).
5. Zunge
   a) Zungenrücken und Zungenrand vor den Papillae vallatae (vordere zwei Drittel) (141.1, 141.2),
   b) Zungenunterseite (141.3).
6. Mundboden (144).

Regionäre Lymphknoten

Regionäre Lymphknoten sind die Halslymphknoten.

TNM: Klinische Klassifikation

T-Primärtumor

TX Primärtumor kann nicht beurteilt werden.
T0 Kein Anhalt für Primärtumor.
Tis Carcinoma in situ.

T1 Tumor 2 cm oder weniger in größter Ausdehnung.
T2 Tumor mehr als 2 cm, aber nicht mehr als 4 cm in größter Ausdehnung.
T3 Tumor mehr als 4 cm in größter Ausdehnung.
T4 *Lippe:* Tumor infiltriert Nachbarstrukturen wie durch kortikalen Knochen, in Zunge oder Halshaut.
Mundhöhle: Tumor infiltriert Nachbarstrukturen wie durch kortikalen Knochen, in Außen-(Skelett-)muskel der Zunge, Kieferhöhle oder Haut.

N - Regionäre Lymphknoten

Siehe Definitionen S. 16.

M - Fernmetastasen

Siehe Definitionen S. 16.

pTNM: Pathologische Klassifikation

Die pT-, pN- und pM-Kategorien entsprechen den T-, N- und M-Kategorien.

G: Histopathologisches Grading

Siehe Definitionen S. 17.

Stadiengruppierung

Stadium 0	Tis	N0	M0
Stadium I	T1	N0	M0
Stadium II	T2	N0	M0
Stadium III	T3	N0	M0
	T1	N1	M0
	T2	N1	M0
	T3	N1	M0
Stadium IV	T4	N0, N1	M0
	jedes T	N2, N3	M0
	jedes T	jedes N	M1

Kurzfassung

Lippe, Mundhöhle	
T1	≤ 2 cm
T2	> 2 cm bis 4 cm
T3	> 4 cm
T4	Nachbarstrukturen
N1	Ipsilateral solitär ≤ 3 cm
N2	Ipsilateral solitär > 3 bis 6 cm
	Ipsilateral multiple ≤ 6 cm
	Bilateral, kontralateral ≤ 6 cm
N3	> 6 cm

Pharynx (ICD-O 141.0, 145.3,4, 146–148)

Regeln zur Klassifikation

Die Klassifikation gilt nur für Karzinome. Histologische Diagnosesicherung ist erforderlich.

Verfahren zur Bestimmung der T-, N- und M-Kategorien sind:

T-Kategorien: klinische Untersuchung, Endoskopie und bildgebende Verfahren,

N-Kategorien: klinische Untersuchung und bildgebende Verfahren,

M-Kategorien: klinische Untersuchung und bildgebende Verfahren.

Anatomische Bezirke und Unterbezirke

Oropharynx (141.0, 145.3,4, 146)

1. Vorderwand (glosso-epiglottisches Areal)
   a) Zunge hinter den Papillae circumvallatae (Zungengrund oder hinteres Drittel) (141.0),
   b) Vallecula (146.3).
2. Seitenwand (146.6)
   a) Tonsillen (146.0),
   b) Tonsillarfurche (146.1) und Gaumenbögen (146.2),
   c) Glossotonsillarfurche (146.2).
3. Hinterwand (146.7).
4. Obere Wand
   a) Vorderfläche des weichen Gaumens (145.3),
   b) Uvula (145.4).

Nasopharynx (147)

1. Dach und Hinterwand: beginnt auf Höhe des Übergangs zwischen hartem und weichem Gaumen und endet an der Schädelbasis (147.0,1).
2. Seitenwand: schließt die Rosenmüller-Grube ein (147.2).
3. Vorderwand: besteht aus der Rückfläche des weichen Gaumens (147.3).

Anmerkung: Die Grenze der Choanalränder einschließlich des hinteren Septumrandes wird zur Nasenhöhle gezählt.

Hypopharynx (148)

1. Pharyngo-ösophageale Grenze (Postkrikoidgegend) (148.0): Erstreckt sich von der Höhe der Aryknorpel mit Verbindungsfalten bis zum Unterrand des Ringknorpels.
2. Sinus piriformis (148.1): Erstreckt sich von der pharyngoepiglottischen Falte bis zum oberen Ende des Ösophagus. Er wird seitlich vom Schildknorpel und medial von der lateralen Oberfläche der aryepiglottischen Falte (148.2) sowie von Ary- und Ringknorpel begrenzt.
3. Hypopharynxhinterwand (148.3): Erstreckt sich zwischen der Höhe des Bodens der Vallecula bis zur Höhe der arythenoiden Gelenke.

Regionäre Lymphknoten

Regionäre Lymphknoten sind die Halslymphknoten.

TNM: Klinische Klassifikation

T - Primärtumor

TX Primärtumor kann nicht beurteilt werden.
T0 Kein Anhalt für Primärtumor.
Tis Carcinoma in situ.

Oropharynx

T1 Tumor 2 cm oder weniger in größter Ausdehnung.
T2 Tumor mehr als 2 cm, aber nicht mehr als 4 cm in größter Ausdehnung.
T3 Tumor mehr als 4 cm in größter Ausdehnung.
T4 Tumor infiltriert Nachbarstrukturen wie durch kortikalen Knochen, in Weichteile des Halses oder Außen-(Skelett)-muskel der Zunge.

Nasopharynx

T1 Tumor auf einen Unterbezirk des Nasopharynx begrenzt (s. S. 22).
T2 Tumor infiltriert mehr als einen Unterbezirk des Nasopharynx.
T3 Tumor infiltriert Nasenhöhle und/oder Oropharynx.
T4 Tumor infiltriert Schädelbasis und/oder Hirnnerv(en).

Hypopharynx

T1 Tumor auf einen Unterbezirk des Hypopharynx begrenzt (s. S. 22).
T2 Tumor infiltriert mehr als einen Unterbezirk des Hypopharynx oder einen benachbarten Bezirk, *ohne* Fixation des Hemilarynx.
T3 Tumor infiltriert mehr als einen Unterbezirk des Hypopharynx oder einen benachbarten Bezirk, *mit* Fixation des Hemilarynx.
T4 Tumor infiltriert Nachbarstrukturen wie Knorpel oder Weichteile des Halses.

N - Regionäre Lymphknoten

Siehe Definitionen S. 16.

M - Fernmetastasen

Siehe Definitionen S. 16.

pTNM: Pathologische Klassifikation

Die pT-, pN- und pM-Kategorien entsprechen den T-, N- und M-Kategorien.

G: Histopathologisches Grading

Siehe Definitionen S. 17.

Stadiengruppierung

Stadium 0	Tis	N0	M0
Stadium I	T1	N0	M0
Stadium II	T2	N0	M0
Stadium III	T3	N0	M0
	T1	N1	M0
	T2	N1	M0
	T3	N1	M0
Stadium IV	T4	N0, N1	M0
	jedes T	N2, N3	M0
	jedes T	jedes N	M1

Kurzfasssung

Pharynx	
	Oropharynx
T1	≤2 cm
T2	>2 bis 4 cm
T3	>4 cm
T4	Infiltration von Knochen, Muskel usw.
	Nasopharynx
T1	Ein Unterbezirk
T2	>ein Unterbezirk
T3	Infiltration von Nase/Oropharynx
T4	Infiltration von Schädelbasis/Hirnnervenbefall
	Hypopharynx
T1	Ein Unterbezirk
T2	>ein Unterbezirk oder benachbarter Bezirk, ohne Larynxfixation
T3	Mit Larynxfixation
T4	Infiltration von Knorpel, Hals usw.
	Alle Bezirke
N1	Ipsilateral solitär ≤3 cm
N2	Ipsilateral solitär >3 cm bis 6 cm Ipsilateral multiple ≤6 cm Bilateral, kontralateral ≤6 cm
N3	>6 cm

Larynx (ICD-O 161, 146.4)

Regeln zur Klassifikation

Die Klassifikation gilt nur für Karzinome. Histologische Diagnosesicherung ist erforderlich.

Verfahren zur Bestimmung der T-, N- und M-Kategorien sind:

T-Kategorien: klinische Untersuchung, Laryngoskopie und bildgebende Verfahren,

N-Kategorien: klinische Untersuchung und bildgebende Verfahren,

M-Kategorien: klinische Untersuchung und bildgebende Verfahren.

Anatomische Bezirke und Unterbezirke

1. Supraglottis (161.1).

   Epiglottis (einschließlich Grenzzone)

   a) suprahyoidale Epiglottis (einschließlich freiem Epiglottisrand, lingualer [146.4] und laryngealer Oberfläche),
   b) aryepiglottische Falte,
   c) Arythenoidgegend.

   Supraglottis (ohne Epilarynx)

   d) infrahyoidale Epiglottis,
   e) Taschenfalten (falsche Stimmbänder),
   f) Morgagni-Ventrikel.

2. Glottis (161.0)

   a) Stimmbänder,
   b) vordere Kommissur,
   c) hintere Kommissur.

3. Subglottis (161.2).

Regionäre Lymphknoten

Die regionären Lymphknoten sind die Halslymphknoten.

TNM: Klinische Klassifikation

T - Primärtumor

Tx Primärtumor kann nicht beurteilt werden.
T0 Kein Anhalt für Primärtumor.
Tis Carcinoma in situ.

Supraglottis

T1 Tumor auf einen Unterbezirk der Supraglottis begrenzt, mit normaler Stimmbandbeweglichkeit.
T2 Tumor infiltriert mehr als einen Unterbezirk der Supraglottis oder Glottis, mit normaler Stimmbandbeweglichkeit.
T3 Tumor auf den Larynx begrenzt, mit Stimmbandfixation, und/oder Tumor mit Infiltration des Postkrikoidbezirks, der medialen Wand des Sinus piriformis oder des präepiglottischen Gewebes.
T4 Tumor infiltriert durch den Schildknorpel und/oder breitet sich auf andere Gewebe außerhalb des Larynx aus, z. B. Oropharynx oder Weichteile des Halses.

Glottis

T1 Tumor auf Stimmband (Stimmbänder) begrenzt (kann auch vordere oder hintere Kommissur befallen), mit normaler Beweglichkeit.
  T1a Tumor auf ein Stimmband begrenzt.
  T1b Tumorbefall beider Stimmbänder.
T2 Tumor breitet sich auf Supraglottis und/oder Subglottis aus und/oder Tumor mit eingeschränkter Stimmbandbeweglichkeit.
T3 Tumor auf den Larynx begrenzt, mit Stimmbandfixation.

T4 Tumor infiltriert durch den Schildknorpel und/oder breitet sich auf andere Gewebe außerhalb des Larynx, wie Oropharynx oder Weichteile des Halses, aus.

Subglottis

T1 Tumor auf die Subglottis begrenzt.
T2 Tumor breitet sich auf Stimmband (Stimmbänder) aus, mit normaler oder eingeschränkter Beweglichkeit.
T3 Tumor auf den Larynx begrenzt, mit Stimmbandfixation.
T4 Tumor infiltriert durch Ring- oder Schildknorpel und/oder breitet sich auf andere Gewebe außerhalb des Larynx, wie Oropharynx oder Weichteile des Halses, aus.

N - Regionäre Lymphknoten

Siehe Definitionen S. 16.

M - Fernmetastasen

Siehe Definitionen S. 16.

pTNM: Pathologische Klassifikation

Die pT-, pN- und pM-Kategorien entsprechen den T-, N- und M-Kategorien.

G: Histopathologisches Grading

Siehe Definitionen S. 17.

Stadiengruppierung

Stadium 0	Tis	N0	M0
Stadium I	T1	N0	M0
Stadium II	T2	N0	M0
Stadium III	T3	N0	M0
	T1	N1	M0
	T2	N1	M0
	T3	N1	M0
Stadium IV	T4	N0, N1	M0
	jedes T	N2, N3	M0
	jedes T	jedes N	M1

Kurzfassung

Larynx	
	Glottis
T1	Begrenzt/beweglich
T1a	ein Stimmband
T1b	beide Stimmbänder
T2	Ausbreitung auf Supra- oder Subglottis/eingeschränkte Beweglichkeit
T3	Stimmbandfixation
T4	Ausdehnung jenseits des Larynx
	Supra- und Subglottis
T1	Begrenzt/beweglich
T2	Ausbreitung auf Stimmband/beweglich
T3	Stimmbandfixation
T4	Ausbreitung jenseits des Larynx
	Alle Bezirke
N1	Ipsilateral solitär ≤ 3 cm
N2	Ipsilateral solitär > 3 bis 6 cm Ipsilateral multipel, ≤ 6 cm Bilateral, kontralateral ≤ 6 cm
N3	> 6 cm

Kieferhöhle (ICD-O 160.2)

Regeln zur Klassifikation

Die Klassifikation gilt nur für Karzinome. Histologische Diagnosesicherung ist erforderlich.

Verfahren zur Bestimmung der T-, N- und M-Kategorien sind:

T-Kategorien: klinische Untersuchung und bildgebende Verfahren,
N-Kategorien: klinische Untersuchung und bildgebende Verfahren,
M-Kategorien: klinische Untersuchung und bildgebende Verfahren.

Anatomische Unterteilung

Die Öhngren-Linie als gedachte Ebene zwischen innerem Augenwinkel und Kieferwinkel unterteilt den Oberkiefer in kraniodorsale (Supra-) und ventrokaudale (Infra-) Strukturen. Die Suprastruktur schließt die dorsale und die hintere Hälfte der kranialen Knochenwand ein. Die anderen Knochenwände gehören zur Infrastruktur.

Regionäre Lymphknoten

Regionäre Lymphknoten sind die Halslymphknoten.

TNM: Klinische Klassifikation

T - Primärtumor

Tx Primärtumor kann nicht beurteilt werden.
T0 Kein Anhalt für Primärtumor.
Tis Carcinoma in situ.

T1 Tumor auf die antrale Schleimhaut begrenzt *ohne* Arrosion oder Destruktion des Knochens.

T2 Tumor mit Arrosion oder Destruktion der Infrastruktur (s. Anatomische Unterteilung) einschließlich des harten Gaumens und/oder des mittleren Nasengangs.

T3 Tumor infiltriert eine der folgenden Strukturen: Wangenhaut, dorsale Wand der Kieferhöhle, Boden oder mediale Wand der Orbita, vordere Siebbeinzellen.

T4 Tumor infiltriert intraorbitale und/oder eine der folgenden Strukturen: Lamina cribriformis, hintere Siebbeinzellen, Sinus sphenoidalis, Nasopharynx, weicher Gaumen, Fossa pterygopalatina oder temporalis, Schädelbasis.

N - Regionäre Lymphknoten

Siehe Definitionen S. 16.

M - Fernmetastasen

Siehe Definitionen S. 16.

pTNM: Pathologische Klassifikation

Die pT-, pN- und pM-Kategorien entsprechen den T-, N- und M-Kategorien.

G: Histopathologisches Grading

Siehe Definitionen S. 17.

Stadiengruppierung

Stadium 0	Tis	N0	M0
Stadium I	T1	N0	M0
Stadium II	T2	N0	M0
Stadium III	T3	N0	M0
	T1	N1	M0
	T2	N1	M0
	T3	N1	M0
Stadium IV	T4	N0, N1	M0
	jedes T	N2, N3	M0
	jedes T	jedes N	M1

Kurzfassung

Kieferhöhle	
T1	Antrale Schleimhaut
T2	Infrastruktur, harter Gaumen, Nase
T3	Wange, Orbitaboden, Ethmoid, dorsale Kieferhöhlenwand
T4	Orbitainhalt und benachbarte Strukturen
N1	Ipsilateral solitär ≤ 3 cm
N2	Ipsilateral solitär > 3 bis 6 cm Ipsilateral multipel ≤ 6 cm Bilateral, kontralateral ≤ 6 cm
N3	> 6 cm

Speicheldrüsen (ICD-O 142)

Regeln zur Klassifikation

Die Klassifikation gilt nur für Karzinome der großen Speicheldrüsen: Gl. parotis (142.0), submandibularis (142.1) und sublingualis (142.2). Tumoren in kleinen Speicheldrüsen (Schleimdrüsen der Schleimhäute des oberen Aerodigestivtraktes) sind von dieser Klassifikation ausgeschlossen. Histologische Diagnosesicherung ist erforderlich.

Verfahren zur Bestimmung der T-, N- und M-Kategorien sind:

T-Kategorien: klinische Untersuchung und bildgebende Verfahren,
N-Kategorien: klinische Untersuchung und bildgebende Verfahren,
M-Kategorien: klinische Untersuchung und bildgebende Verfahren.

Regionäre Lymphknoten

Regionäre Lymphknoten sind die Halslymphknoten.

TNM: Klinische Klassifikation

T - Primärtumor

TX Primärtumor kann nicht beurteilt werden.
T0 Kein Anhalt für Primärtumor.
Tis Carcinoma in situ.

T1 Tumor 2 cm oder weniger in größter Ausdehnung.
T2 Tumor mehr als 2 cm, aber nicht mehr als 4 cm in größter Ausdehnung.

T3 Tumor mehr als 4 cm, aber nicht mehr als 6 cm in größter Ausdehnung.
T4 Tumor mehr als 6 cm in größter Ausdehnung.

Anmerkung: Sämtliche Kategorien werden unterteilt in
a) keine lokale Ausbreitung,
b) lokale Ausbreitung.
„Lokale Ausbreitung" ist die klinische oder makroskopische Infiltration von Haut, Weichteilen, Knochen oder Nerven. Der lediglich mikroskopische Nachweis entspricht nicht der „lokalen Ausbreitung" als Klassifikationskriterium.

N - Regionäre Lymphknoten

Siehe Definitionen S. 16.

M - Fernmetastasen

Siehe Definitionen S. 16.

pTNM: Pathologische Klassifikation

Die pT-, pN- und pM-Kategorien entsprechen den T-, N- und M-Kategorien.

G: Histopathologisches Grading

Siehe Definitionen S. 17.

Stadiengruppierung

Stadium I	T1a	N0	M0
	T2a	N0	M0
Stadium II	T1b	N0	M0
	T2b	N0	M0
	T3a	N0	M0
Stadium III	T3b`	N0	M0
	T4a	N0	M0
	jedes T	N1	M0
	(ausgenommen 4b)		
Stadium IV	T4b	jedes N	M0
	jedes T	N2, N3	M0
	jedes T	jedes N	M1

Kurzfassung

Speicheldrüsen		
T1	≤ 2 cm	unterteilt in a) keine lokale Ausbreitung b) lokale Ausbreitung
T2	> 2 bis 4 cm	
T3	> 4 bis 6 cm	
T4	> 6 cm	
N1	Ipsilateral solitär ≤ 3 cm	
N2	Ipsilateral solitär > 3 bis 6 cm Ipsilateral multipel ≤ 6 cm Bilateral, kontralateral ≤ 6 cm	
N3	> 6 cm	

Schilddrüse (ICD-O 193)

Regeln zur Klassifikation

Die Klassifikation gilt nur für Karzinome. Histologische Diagnosesicherung ist erforderlich.

Verfahren zur Bestimmung der T-, N- und M-Kategorien sind:

T-Kategorien: klinische Untersuchung, Endoskopie und bildgebende Verfahren,

N-Kategorien: klinische Untersuchung und bildgebende Verfahren,

M-Kategorien: klinische Untersuchung und bildgebende Verfahren.

Regionäre Lymphknoten

Regionäre Lymphknoten sind die zervikalen und oberen mediastinalen Lymphknoten.

TNM: Klinische Klassifikation

T - Primärtumor

TX Primärtumor kann nicht beurteilt werden.

T0 Kein Anhalt für Primärtumor.

T1 Tumor 1 cm oder weniger in größter Ausdehnung, begrenzt auf Schilddrüse.

T2 Tumor mehr als 1 cm, aber nicht mehr als 4 cm in größter Ausdehnung, begrenzt auf Schilddrüse.

T3 Tumor mehr als 4 cm in größter Ausdehnung, begrenzt auf Schilddrüse.

T4 Tumor jeder Größe mit Ausbreitung jenseits der Schilddrüse.

Anmerkung: Jede T-Kategorie kann weiter unterteilt werden in:
a) solitärer Tumor,
b) multifokaler Tumor (der größte Tumor ist für die Klassifikation bestimmend).

N - Regionäre Lymphknoten

NX Regionäre Lymphknoten können nicht beurteilt werden..
N0 Kein Anhalt für regionäre Lymphknotenmetastasen.
N1 Regionäre Lymphknotenmetastasen.
N1a Metastasen in ipsilateralen Halslymphknoten.
N1b Metastasen in bilateralen, in der Mittellinie gelegenen oder kontralateralen Halslymphknoten oder in mediastinalen Lymphknoten.

M - Fernmetastasen

Siehe Definitionen Seite 16.

pTNM: Pathologische Klassifikation

Die pT-, pN- und pM-Kategorien entsprechen den T-, N- und M-Kategorien.

Stadiengruppierung

Papillär oder follikulär

	unter 45 Jahre			*45 Jahre und mehr*		
Stadium I	jedes T	jedes N	M0	T1	N0	M0
Stadium II	jedes T	jedes N	M1	T2	N0	M0
				T3	N0	M0
Stadium III	-			T4	N0	M0
				jedes T	N1	M0
Stadium IV	-			jedes T	jedes N	M1

Medullär

Stadium I	T1	N0	M0
Stadium II	T2	N0	M0
	T3	N0	M0
	T4	N0	M0
Stadium III	jedes T	N1	M0
Stadium IV	jedes T	jedes N	M1

Undifferenziert

Stadium IV	jedes T	jedes N	jedes M
	(alle Fälle sind Stadium IV)		

Kurzfassung

Schilddrüse	
T1	≤1 cm
T2	>1 bis 4 cm
T3	>4 cm
T4	Ausbreitung jenseits der Drüse
N1	Regionär

TUMOREN DES VERDAUUNGSTRAKTS

Einführende Bemerkungen

Folgende anatomische Bezirke werden klassifiziert:

Speiseröhre	Leber
Magen	Gallenblase
Kolon und Rektum	Extrahepatische Gallengänge
Analkanal	Ampulla Vateri

Pankreas (exokrin)

Jeder anatomische Bezirk wird nach folgendem Schema beschrieben:

- Regeln zur Klassifikation mit den Verfahren für die Bestimmung der T-, N- und M-Kategorien. Zusätzliche Methoden zur Erhöhung der Genauigkeit der Bestimmung vor Behandlung können benutzt werden.
- Anatomische Bezirke und Unterbezirke, falls erforderlich.
- Regionäre Lymphknoten.
- TNM: Klinische Klassifikation.
- pTNM: Pathologische Klassifikation.
- G: Histopathologisches Grading.
- Stadiengruppierung.
- Kurzfassung.

Zusätzliche Kennzeichen

Gegebenenfalls können das y-Symbol, das r-Symbol sowie der C-Faktor zusätzlich verwendet werden (s. S. 10 und 11).

Fernmetastasen

Die Definitionen der M-Kategorien für alle Tumoren des Verdauungstrakts sind:

M - Fernmetastasen

MX Das Vorliegen von Fernmetastasen kann nicht beurteilt werden.
M0 Keine Fernmetastasen.
M1 Fernmetastasen.

Die Kategorien M1 und pM1 können wie folgt spezifiziert werden:

Lunge	PUL	Knochenmark	MAR
Knochen	OSS	Pleura	PLE
Leber	HEP	Peritoneum	PER
Hirn	BRA	Haut	SKI
Lymphknoten	LYM	Andere Organe	OTH

Histopathologisches Grading

Die Definitionen der G-Kategorien gelten für alle Tumoren des Verdauungstrakts:

G: Histopathologisches Grading

GX Differenzierungsgrad kann nicht bestimmt werden.
G1 Gut differenziert.
G2 Mäßig differenziert.
G3 Schlecht differenziert.
G4 Undifferenziert.

R-Klassifikation

Das Fehlen oder Vorhandensein von Residualtumor nach Behandlung kann durch das Symbol R beschrieben werden. Die Definitionen der R-Klassifikation gelten für alle Tumoren des Verdauungstrakts:

RX Vorhandensein von Residualtumor kann nicht beurteilt werden.
R0 Kein Residualtumor.
R1 Mikroskopischer Residualtumor.
R2 Makroskopischer Residualtumor.

Ösophagus (ICD-O 150)

Regeln zur Klassifikation

Die Klassifikation gilt nur für Karzinome. Histologische Diagnosesicherung ist erforderlich.

Verfahren zur Bestimmung der T-, N- und M-Kategorien sind:

T-Kategorien: klinische Untersuchung, bildgebende Verfahren, Endoskopie (einschließlich Bronchoskopie) und/oder chirurgische Exploration,

N-Kategorien: klinische Untersuchung, bildgebende Verfahren und/oder chirurgische Exploration,

M-Kategorien: klinische Untersuchung, bildgebende Verfahren und/oder chirurgische Exploration.

Anatomische Unterbezirke

1. Zervikaler Ösophagus (150.0)
   Dieser Teil beginnt am unteren Rand des Krikoidknorpels und endet beim Eintritt des Ösophagus in den Thorax (Suprasternalgrube), etwa 18 cm distal der oberen Schneidezähne.
2. Intrathorakaler Ösophagus
   a) Der obere thorakale Abschnitt (150.3) reicht vom Eintritt des Ösophagus in den Thorax bis zur Höhe der Trachealbifurkation, etwa 24 cm distal der oberen Schneidezähne.
   b) Der mittlere thorakale Abschnitt (150.4) entspricht der oberen Hälfte des Ösophagus zwischen Trachealbifurkation und ösophagogastralem Übergang. Die untere Grenze liegt etwa 32 cm distal der oberen Schneidezähne.
   c) Der untere thorakale Abschnitt (150.5), etwa 8 cm in der Länge (einschließlich des abdominalen Ösophagus), entspricht der distalen Hälfte des Ösophagus zwischen Tra-

chealbifurkation und ösophagogastralem Übergang. Die untere Grenze liegt etwa 40 cm distal der oberen Schneidezähne.

Regionäre Lymphknoten

Die regionären Lymphknoten sind:

Zervikaler Ösophagus: zervikale Lymphknoten einschließlich supraklavikulärer Lymphknoten.

Intrathorakaler Ösophagus: mediastinale und perigastrische Lymphknoten (jedoch nicht die zöliakalen Lymphknoten).

TNM: Klinische Klassifikation

T - Primärtumor

TX Primärtumor kann nicht beurteilt werden.
T0 Kein Anhalt für Primärtumor.
Tis Carcinoma in situ.

T1 Tumor infiltriert Lamina propria oder Submukosa.
T2 Tumor infiltriert Muscularis propria.
T3 Tumor infiltriert Adventitia.
T4 Tumor infiltriert Nachbarstrukturen.

N - Regionäre Lymphknoten

NX Regionäre Lymphknoten können nicht beurteilt werden.
N0 Keine regionären Lymphknotenmetastasen.
N1 Regionäre Lymphknotenmetastasen.

M - Fernmetastasen

Siehe Definitionen S. 40.

pTNM: Pathologische Klassifikation

Die Kategorien pT, pN und pM entsprechen den Kategorien T, N und M.

G: Histopathologisches Grading

Siehe Definitionen S. 40.

Stadiengruppierung

Stadium 0	Tis	N0	M0
Stadium I	T1	N0	M0
Stadium IIA	T2	N0	M0
	T3	N0	M0
Stadium IIB	T1	N1	M0
	T2	N1	M0
Stadium III	T3	N1	M0
	T4	jedes N	M0
Stadium IV	jedes T	jedes N	M1

Kurzfassung

Ösophagus	
T1	Lamina propria, Submukosa
T2	Muscularis propria
T3	Adventitia
T4	Nachbarstrukturen
N1	Regionär

Magen (ICD-O 151)

Regeln zur Klassifikation

Die Klassifikation gilt nur für Karzinome. Histologische Diagnosesicherung ist erforderlich.

Verfahren zur Bestimmung der T-, N- und M-Kategorien sind:

T-Kategorien: klinische Untersuchung, bildgebende Verfahren, Endoskopie, Biopsie und/oder chirurgische Exploration,

N-Kategorien: klinische Untersuchung, bildgebende Verfahren und/oder chirurgische Exploration,

M-Kategorien: klinische Untersuchung, bildgebende Verfahren und/oder chirurgische Exploration.

Anatomische Unterbezirke

1. Oberes Drittel: umfaßt die Kardia (151.0) und den Fundus (151.3).
2. Mittleres Drittel: umfast den Großteil des Korpus (151.4).
3. Unteres Drittel: umfaßt den Pylorus (151.1) und das Antrum (151.2).

Um die Unterbezirke gegeneinander abzugrenzen, werden die kleine und die große Kurvatur des Magens durch jeweils zwei gleich weit voneinander entfernte Punkte unterteilt, die dann miteinander verbunden werden. Der Tumor wird der Region mit der größten Tumormasse zugeordnet.

Regionäre Lymphknoten

Regionäre Lymphknoten sind die perigastrischen Lymphknoten entlang der kleinen und großen Kurvatur und die Lymphknoten entlang der Aa. gastrica sinistra, hepatica communis, lienalis und coeliaca.

Befall von anderen intraabdominalen Lymphknoten, wie hepatoduodenalen, retropankreatischen, mesenterialen oder paraaortalen Lymphknoten, gilt als Fernmetastasierung.

TNM: Klinische Klassifikation

T - Primärtumor

TX Primärtumor kann nicht beurteilt werden.
T0 Kein Anhalt für Primärtumor.
Tis Carcinoma in situ: intraepithelialer Tumor ohne Infiltration der Lamina propria.

T1 Tumor infiltriert Lamina propria oder Submukosa.
T2 Tumor infiltriert Muscularis propria oder Subserosa[1].
T3 Tumor penetriert Serosa (viszerales Peritoneum), infiltriert aber nicht benachbarte Strukturen[1, 2, 3].
T4 Tumor infiltriert benachbarte Strukturen[2, 3].

Anmerkungen:
[1] Ein Tumor kann sich über die Muscularis propria in das Ligamentum gastrocolicum oder hepatogastricum oder in das große oder kleine Netz ausbreiten, ohne das diese Strukturen bedeckende viszerale Peritoneum zu penetrieren. In diesem Fall wird der Tumor als T2 klassifiziert. Findet sich eine Perforation des viszeralen Peritoneums über den gastrischen Ligamenten oder dem großen oder kleinen Netz, ist der Tumor als T3 zu klassifizieren.
[2] Benachbarte Strukturen des Magens sind Milz, Colon transversum, Leber, Zwerchfell, Pankreas, Bauchwand, Nebennieren, Niere, Dünndarm und Retroperitoneum.
[3] Intramurale Ausbreitung in Duodenum oder Ösophagus wird nach der tiefsten Infiltration in diesen Organen oder im Magen klassifiziert.

N - Regionäre Lymphknoten

NX Regionäre Lymphknoten können nicht beurteilt werden.
N0 Keine regionären Lymphknotenmetastasen.
N1 Metastasen in perigastrischen Lymphknoten innerhalb 3 cm vom Rand des Primärtumors.
N2 Metastasen in perigastrischen Lymphknoten weiter als 3 cm vom Rand des Primärtumors oder in Lymphknoten entlang den Aa. gastrica sinistra, hepatica communis, lienalis oder coeliaca.

M - Fernmetastasen

Siehe Definitionen S. 40.

pTNM: Pathologische Klassifikation

Die pT-, pN- und pM-Kategorien entsprechen den T-, N- und M-Kategorien.

G: Histopathologisches Grading

Siehe Definitionen S. 40.

Stadiengruppierung

Stadium 0	Tis	N0	N0
Stadium IA	T1	N0	M0
Stadium IB	T1	N1	M0
	T2	N0	M0
Stadium II	T1	N2	M0
	T2	N1	M0
	T3	N0	M0
Stadium IIIA	T2	N2	M0
	T3	N1	M0
	T4	N0	M0
Stadium IIIB	T3	N2	M0
	T4	N1	M0
Stadium IV	T4	N2	M0
	jedes T	jedes N	M1

Kurzfassung

Magen	
T1	Lamina propria, Submukosa
T2	Muscularis propria, Subserosa
T3	Penetration der Serosa
T4	Nachbarstrukturen
N1	Perigastrisch ≤ 3 cm vom Tumor
N2	> 3 cm vom Tumor, entlang Aa. gastrica sinistra, hepatica communis, lienalis oder coeliaca

Kolon und Rektum (ICD-O 153, 154.0,1)

Regeln zur Klassifikation

Die Klassifikation gilt nur für Karzinome. Histologische Diagnosesicherung ist erforderlich.

Verfahren zur Bestimmung der T-, N- und M-Kategorien sind:

T-Kategorien:	klinische Untersuchung, bildgebende Verfahren, Endoskopie und/oder chirurgische Exploration,
N-Kategorien:	klinische Untersuchung, bildgebende Verfahren und/oder chirurgische Exploration,
M-Kategorien:	klinische Untersuchung, bildgebende Verfahren und/oder chirurgische Exploration.

Anatomische Bezirke und Unterbezirke

Kolon

1. Appendix	153.5
2. Zökum	153.4
3. Colon ascendens	153.6
4. Flexura hepatica	153.0
5. Colon transversum	153.1
6. Flexura lienalis	153.7
7. Colon descendens	153.2
8. Colon sigmoideum	153.3

Rektum

1. Rektosigmoidaler Übergang	154.0
2. Rektum	154.1

Regionäre Lymphknoten

Regionäre Lymphknoten sind die perikolischen und perirektalen Lymphknoten und jene entlang den Aa. ileocolica, colica dextra, colica media, colica sinistra, mesenterica inferior und rectalis (haemorrhoidalis) superior.

TNM: Klinische Klassifikation

T - Primärtumor

TX Primärtumor kann nicht beurteilt werden.
T0 Kein Anhalt für Primärtumor.
Tis Carcinoma in situ.

T1 Tumor infiltriert Submukosa.
T2 Tumor infiltriert Muscularis propria.
T3 Tumor infiltriert durch die Muscularis propria in die Subserosa oder in nicht peritonealisiertes perikolisches oder perirektales Gewebe.
T4 Tumor perforiert das viszerale Peritoneum oder infiltriert direkt in andere Organe oder Strukturen.

Anmerkung: Direkte Ausbreitung in T4 schließt auch die Infiltration anderer Segmente des Kolorektums auf dem Weg über die Serosa ein, z. B. die Infiltration des Sigma durch ein Zökalkarzinom.

N - Regionäre Lymphknoten

NX Regionäre Lymphknoten können nicht beurteilt werden.
N0 Keine regionären Lymphknotenmetastasen.
N1 Metastasen in 1-3 perikolischen bzw. perirektalen Lymphknoten.
N2 Metastasen in 4 oder mehr perikolischen bzw. perirektalen Lymphknoten.
N3 Metastasen in Lymphknoten entlang eines benannten Gefäßstammes.

M - Fernmetastasen

Siehe Definitionen S. 40.

pTNM: Pathologische Klassifikation

Die pT-, pN- und pM-Kategorien entsprechen den T-, N- und M-Kategorien.

G: Histopathologisches Grading

Siehe Definitionen S. 40.

Stadiengruppierung

Stadium 0	Tis	N0	M0	
Stadium I	T1	N0	M0	Dukes A
	T2	N0	M0	
Stadium II	T3	N0	M0	Dukes B[1]
	T4	N0	M0	
Stadium III	jedes T	N1	M0	Dukes C[1]
	jedes T	N2, N3	M0	
Stadium IV	jedes T	jedes N	M1	

Anmerkung: [1]Dukes B setzt sich zusammen aus einer Gruppe mit besserer (T3 N0 M0) und schlechterer (T4 N0 M0) Prognose, ebenso Dukes C (jedes T N1 M0 und jedes T N2, 3 M0).

Kurzfassung

Kolon, Rektum	
T1	Submukosa
T2	Muscularis propria
T3	Subserosa, nicht peritonealisiertes perikolisches/peri-rektales Gewebe
T4	Viszerales Peritoneum/andere Organe oder Strukturen
N1	≤ 3 perikolisch/perirektal
N2	> 3 perikolisch/perirektal
N3	Lymphknoten an benanntem Gefäßstamm

Analkanal (ICD-O 154.2)

Der Analkanal erstreckt sich vom Rektum bis zur perianalen Haut (Übergang zur haaretragenden Haut). Er ist ausgekleidet mit der Schleimhaut über dem M. sphincter internus, einschließlich Übergangsepithel und Linea dentata. Tumoren des Analrandes (ICD-O 173.5) werden wie Hauttumoren klassifiziert (S. 89).

Regeln zur Klassifikation

Die Klassifikation gilt nur für Karzinome. Histologische Diagnosesicherung ist erforderlich.

Verfahren zur Bestimmung der T-, N- und M-Kategorien sind:

T-Kategorien: klinische Untersuchung, bildgebende Verfahren, Endoskopie,

N-Kategorien: klinische Untersuchung und bildgebende Verfahren,

M-Kategorien: klinische Untersuchung und bildgebende Verfahren.

Regionäre Lymphknoten

Die regionären Lymphknoten sind die perirektalen Lymphknoten, die Lymphknoten an der A. iliaca interna und die Leistenlymphknoten.

TNM: Klinische Klassifikation

T - Primärtumor

TX Primärtumor kann nicht beurteilt werden.
T0 Kein Anhalt für Primärtumor.
Tis Carcinoma in situ.

T1 Tumor 2 cm oder weniger in größter Ausdehnung.
T2 Tumor mehr als 2 cm, aber nicht mehr als 5 cm in größter Ausdehnung.
T3 Tumor mehr als 5 cm in größter Ausdehnung.
T4 Tumor jeder Größe mit Infiltration benachbarter Organe, wie Vagina, Urethra oder Harnblase (Befall der Sphinktermuskulatur allein wird nicht als T4 klassifiziert).

N - Regionäre Lymphknoten

NX Regionäre Lymphknoten können nicht beurteilt werden.
N0 Keine regionären Lymphknotenmetastasen.
N1 Metastasen in perirektalen Lymphknoten.
N2 Metastasen in inguinalen Lymphknoten einer Seite und/oder in Lymphknoten an der A. iliaca interna einer Seite.
N3 Metastasen in perirektalen und inguinalen Lymphknoten und/oder in Lymphknoten an der A. iliaca interna beidseits und/oder in bilateralen Leistenlymphknoten.

M - Fernmetastasen

Siehe Definitionen S. 40.

pTNM: Pathologische Klassifikation

Die pT-, pN- und pM-Kategorien entsprechen den T-, N- und M-Kategorien.

G: Histopathologisches Grading

Siehe Definitionen S. 40.

Stadiengruppierung

Stadium 0	Tis	N0	M0
Stadium I	T1	N0	M0
Stadium II	T2	N0	M0
	T3	N0	M0
Stadium IIIA	T4	N0	M0
	T1	N1	M0
	T2	N1	M0
	T3	N1	M0
Stadium IIIB	T4	N1	M0
	jedes T	N2, N3	M0
Stadium IV	jedes T	jedes N	M1

Kurzfassung

Analkanal	
T1	≤ 2 cm
T2	> 2 bis 5 cm
T3	> 5 cm
T4	Nachbarorgan(e)
N1	Perirektal
N2	Unilateral an A. iliaca interna/inguinal
N3	Perirektal und inguinal, bilateral an A. iliaca interna/ inguinal

Leber (ICD-O 155)

Regeln zur Klassifikation

Die Klassifikation gilt nur für primäre hepatozelluläre und Cholangio-(intrahepatische Gallengangs-)karzinome der Leber. Histologische Diagnosesicherung ist erforderlich.

Verfahren zur Bestimmung der T-, N- und M-Kategorien sind:

T-Kategorien: klinische Untersuchung, bildgebende Verfahren und/oder chirurgische Exploration,
N-Kategorien: klinische Untersuchung, bildgebende Verfahren und/oder chirurgische Exploration,
M-Kategorien: klinische Untersuchung, bildgebende Verfahren und/oder chirurgische Exploration.

Anmerkung: Das Vorhandensein einer Zirrhose ist ein wichtiger prognostischer Faktor und eine unabhängige Variable, die die TNM-Klassifikation nicht beeinflußt.

Anatomische Unterbezirke

1. Leber (155.0)
2. Intrahepatische Gallengänge (155.1)

Regionäre Lymphknoten

Die regionären Lymphknoten sind die Lymphknoten am Leberhilus (d.h. jene im Ligamentum hepatoduodenale).

TNM: Klinische Klassifikation

T - Primärtumor

TX Primärtumor kann nicht beurteilt werden.
T0 Kein Anhalt für Primärtumor.

T1 Solitärer Tumor 2 cm oder weniger in größter Ausdehnung, ohne Gefäßinvasion.

T2 Solitärer Tumor 2 cm oder weniger in größter Ausdehnung, mit Gefäßinvasion,
oder multiple Tumoren begrenzt auf einen Lappen, keiner mehr als 2 cm in größter Ausdehnung, ohne Gefäßinvasion,
oder solitärer Tumor mehr als 2 cm in größter Ausdehnung, ohne Gefäßinvasion.

T3 Solitärer Tumor mehr als 2 cm in größter Ausdehnung, mit Gefäßinvasion,
oder multiple Tumoren begrenzt auf einen Lappen, keiner mehr als 2 cm in größter Ausdehnung, mit Gefäßinvasion,
oder multiple Tumoren begrenzt auf einen Lappen, einer davon mehr als 2 cm in größter Ausdehnung, mit oder ohne Gefäßinvasion.

T4 Multiple Tumoren in mehr als einem Lappen oder Tumor(en) mit Befall eines größeren Astes der V. portae oder Vv. hepaticae.

Anmerkung: Zur Feststellung der T-Kategorien wird die Leber durch die Ebene zwischen Gallenblase und V. cava inferior in 2 Lappen unterteilt.

N - Regionäre Lymphknoten

NX Regionäre Lymphknoten können nicht beurteilt werden.
N0 Keine regionären Lymphknotenmetastasen.
N1 Regionäre Lymphknotenmetastasen.

M - Fernmetastasen

Siehe Definitionen S. 40.

pTNM: Pathologische Klassifikation

Die pT-, pN- und pM-Kategorien entsprechen den T-, N- und M-Kategorien.

G: Histopathologisches Grading

Siehe Definitionen S. 40.

Stadiengruppierung

Stadium I	T1	N0	M0
Stadium II	T2	N0	M0
Stadium III	T1	N1	M0
	T2	N1	M0
	T3	N0, N1	M0
Stadium IVA	T4	jedes N	M0
Stadium IVB	jedes T	jedes N	M1

Kurzfassung

Leber	
T1	Solitär/ ≤ 2 cm/ohne Gefäßinvasion
T2	Solitär/ ≤ 2 cm/mit Gefäßinvasion Multipel/ein Lappen/ ≤ 2 cm/ohne Gefäßinvasion Solitär/ > 2 cm/ohne Gefäßinvasion
T3	Solitär/ > 2 cm/mit Gefäßinvasion Multipel, ein Lappen/ ≤ 2 cm/mit Gefäßinvasion Multipel, ein Lappen/ > 2 cm/mit oder ohne Gefäßinvasion
T4	Multipel/ > ein Lappen. Invasion größerer Äste der V. portae oder Vv. hepaticae
N1	Regionär

Gallenblase (ICD-O 156.0)

Regeln zur Klassifikation

Die Klassifikation gilt nur für Karzinome. Histologische Diagnosesicherung ist erforderlich.

Verfahren zur Bestimmung der T-, N- und M-Kategorien sind:

T-Kategorien: klinische Untersuchung, bildgebende Verfahren und/oder chirurgische Exploration,
N-Kategorien: klinische Untersuchung, bildgebende Verfahren und/oder chirurgische Exploration,
M-Kategorien: klinische Untersuchung, bildgebende Verfahren und/oder chirurgische Exploration.

Regionäre Lymphknoten

Die regionären Lymphknoten sind der Lymphknoten am Ductus cysticus und die pericholedochalen, hilären, peripankreatischen (nur Kopf), periduodenalen, periportalen, zöliakalen Lymphknoten sowie jene an der A. mesenterica superior.

TNM: Klinische Klassifikation

T - Primärtumor

TX Primärtumor kann nicht beurteilt werden.
T0 Kein Anhalt für Primärtumor.
Tis Carcinoma in situ.

T1 Tumor infiltriert Schleimhaut oder Muskulatur.
 T1a Tumor infiltriert Schleimhaut.
 T1b Tumor infiltriert Muskulatur.

T2 Tumor infiltriert perimuskuläres Bindegewebe, aber keine Ausbreitung jenseits der Serosa oder in die Leber.

T3 Tumor infiltriert über Serosa hinaus oder in ein Nachbarorgan oder beides (Ausbreitung in die Leber 2 cm oder weniger).

T4 Tumor mit Ausbreitung mehr als 2 cm in die Leber und/oder in 2 oder mehr Nachbarorgane (Magen, Duodenum, Kolon, Pankreas, Netz, extrahepatische Gallengänge, jeder Leberbefall).

N - Regionäre Lymphknoten

NX Regionäre Lymphknoten können nicht beurteilt werden.

N0 Keine regionären Lymphknotenmetastasen.

N1 Regionäre Lymphknotenmetastasen.

- N1a Metastasen in Lymphknoten am Ductus cysticus, um den Choledochus und/oder am Leberhilus (Lymphknoten des Ligamentum hepatoduodenale).
- N1b Metastasen in Lymphknoten um den Pankreaskopf, in periduodenalen, periportalen, zöliakalen und/oder oberen mesenterialen Lymphknoten.

M - Fernmetastasen

Siehe Definitionen S. 40.

pTNM: Pathologische Klassifikation

Die pT-, pN- und pM-Kategorien entsprechen den T-, N- und M-Kategorien.

G: Histopathologisches Grading

Siehe Definitonen S. 40.

Stadiengruppierung

Stadium 0	Tis	N0	M0
Stadium I	T1	N0	M0
Stadium II	T2	N0	M0
Stadium III	T1	N1	M0
	T2	N1	M0
	T3	jedes N	M0
Stadium IV	T4	jedes N	M0
	jedes T	jedes N	M1

Kurzfassung

Gallenblase	
T1	Gallenblasenwand
T1a	Schleimhaut
T1b	Muskulatur
T2	Perimuskulär
T3	Serosa und/oder ein Organ (Leber ≤ 2 cm)
T4	2 oder mehrere Organe oder Leber > 2 cm
N1a	Ligamentum hepatoduodenale
N1b	Andere regionäre

Extrahepatische Gallengänge (ICD-O 156.1)

Regeln zur Klassifikation

Die Klassifikation gilt nur für Karzinome. Histologische Diagnosesicherung ist erforderlich.

Verfahren zur Bestimmung der T-, N- und M-Kategorien sind:

T-Kategorien: klinische Untersuchung, bildgebende Verfahren und/oder chirurgische Exploration,
N-Kategorien: klinische Untersuchung, bildgebende Verfahren und/oder chirurgische Exploration,
M-Kategorien: klinische Untersuchung, bildgebende Verfahren und/oder chirurgische Exploration.

Regionäre Lymphknoten

Die regionären Lymphknoten sind der Lymphknoten am Ductus cysticus und die pericholedochalen, hilären, peripankreatischen (nur Kopf), periduodenalen, periportalen, zöliakalen Lymphknoten sowie jene an der A. mesenterica superior.

TNM: Klinische Klassifikation

T - Primärtumor

TX Primärtumor kann nicht beurteilt werden.
T0 Kein Anhalt für Primärtumor.
Tis Carcinoma in situ.

T1 Tumor infiltriert Schleimhaut und Muskulatur.
- T1a Tumor infiltriert Schleimhaut.
- T1b Tumor infiltriert Muskulatur.

T2 Tumor infiltriert perimuskuläres Bindegewebe.
T3 Tumor infiltriert Nachbarstrukturen: Leber, Pankreas, Duodenum, Gallenblase, Kolon, Magen.

N - Regionäre Lymphknoten

NX Regionäre Lymphknoten können nicht beurteilt werden.
N0 Keine regionären Lymphknotenmetastasen.
N1 Regionäre Lymphknotenmetastasen.
N1a Metastasen in Lymphknoten am Ductus cysticus, um den Choledochus und/oder am Leberhilus (Lymphknoten des Ligamentum hepatoduodenale).
N1b Metastasen in Lymphknoten um den Pankreaskopf, in periduodenalen, periportalen, zöliakalen und/oder oberen mesenterialen Lymphknoten.

M - Fernmetastasen

Siehe Definitionen S. 40.

pTNM: Pathologische Klassifikation

Die pT-, pN- und pM-Kategorien entsprechen den T-, N- und M-Kategorien.

G: Histopathologisches Grading

Siehe Definitionen S. 40.

Stadiengruppierung

Stadium 0	Tis	N0	M0
Stadium I	T1	N0	M0
Stadium II	T2	N0	M0
Stadium III	T1	N1	M0
	T2	N1	M0
Stadium IVA	T3	jedes N	M0
Stadium IVB	jedes T	jedes N	M1

Kurzfassung

Extrahepatische Gallengänge	
T1	Gangwand
T1a	Schleimhaut
T1b	Muskulatur
T2	Perimuskulär
T3	Nachbarstrukturen
N1a	Ligamentum hepatoduodenale
N1b	Andere regionäre

Ampulla Vateri (ICD-O 156.2)

Regeln zur Klassifikation

Die Klassifikation gilt nur für Karzinome. Histologische Diagnosesicherung ist erforderlich.

Verfahren zur Bestimmung der T-, N- und M-Kategorien sind:

T-Kategorien: klinische Untersuchung, bildgebende Verfahren und/oder chirurgische Exploration,

N-Kategorien: klinische Untersuchung, bildgebende Verfahren und/oder chirurgische Exploration,

M-Kategorien: klinische Untersuchung, bildgebende Verfahren und/oder chirurgische Exploration.

Regionäre Lymphknoten

Regionäre Lymphknoten sind:

Superior: oberhalb von Kopf und Körper des Pankreas.

Inferior: unterhalb von Kopf und Körper des Pankreas.

Anterior: vordere pankreatikoduodenale, pylorische und proximale mesenteriale Lymphknoten.

Posterior: hintere pankreatikoduodenale Lymphknoten, Lymphknoten am Ductus choledochus und proximale mesenteriale Lymphknoten.

Anmerkung: Die Milzlymphknoten und jene am Schwanz des Pankreas sind nicht regionär; Metastasen in diesen Lymphknoten entsprechen Fernmetastasen M1.

TNM: Klinische Klassifikation

T - Primärtumor

TX Primärtumor kann nicht beurteilt werden.
T0 Kein Anhalt für Primärtumor.
Tis Carcinoma in situ.

T1 Tumor begrenzt auf die Ampulla Vateri.
T2 Tumor infiltriert Duodenalwand.
T3 Tumor infiltriert 2 cm oder weniger in das Pankreas.
T4 Tumor infiltriert mehr als 2 cm in das Pankreas oder in andere benachbarte Organe.

N - Regionäre Lymphknoten

NX Regionäre Lymphknoten können nicht beurteilt werden.
N0 Keine regionären Lymphknotenmetastasen.
N1 Regionäre Lymphknotenmetastasen.

M - Fernmetastasen

Siehe Definitionen S. 40.

pTNM: Pathologische Klassifikation

Die pT-, pN- und pM-Kategorien entsprechen den T-, N- und M-Kategorien.

G: Histopathologisches Grading

Siehe Definitionen S. 40.

Stadiengruppierung

Stadium 0	Tis	N0	M0
Stadium I	T1	N0	M0
Stadium II	T2	N0	M0
	T3	N0	M0
Stadium III	T1	N1	M0
	T2	N1	M0
	T3	N1	M0
Stadium IV	T4	jedes N	M0
	jedes T	jedes N	M1

Kurzfassung

Ampulla Vateri	
T1	Nur Ampulla
T2	Duodenalwand
T3	Pankreas ≤ 2 cm
T4	Pankreas > 2 cm, andere Organe
N1	Regionär

Pankreas (ICD-O 157.0–2,8)

Regeln zur Klassifikation

Die Klassifikation gilt nur für Karzinome des exokrinen Pankreas. Histologische Diagnosesicherung ist erforderlich.

Verfahren zur Bestimmung der T-, N- und M-Kategorien sind:

T-Kategorien:	klinische Untersuchung, bildgebende Verfahren und/oder chirurgische Exploration,
N-Kategorien:	klinische Untersuchung, bildgebende Verfahren und/oder chirurgische Exploration,
M-Kategorien:	klinische Untersuchung, bildgebende Verfahren und/oder chirurgische Exploration.

Anatomische Unterbezirke

1. Pankreaskopf[1]	(157.0)
2. Pankreaskörper[2]	(157.1)
3. Pankreasschwanz[3]	(157.2)
4. Gesamtes Pankreas	(157.8)

Anmerkungen:

[1] Tumoren des Pankreaskopfes sind jene, die rechts vom linken Rand der V. mesenterica superior entstehen. Der Processus uncinatus wird als Teil des Pankreaskopfes betrachtet.

[2] Tumoren des Pankreaskörpers sind jene, die zwischen linkem Rand der V. mesenterica superior und linkem Rand der Aorta entstehen.

[3] Tumoren des Pankreasschwanzes sind jene, welche zwischen linkem Rand der Aorta und Milzhilus entstehen.

Regionäre Lymphknoten

Regionäre Lymphknoten sind die peripankreatischen Lymphknoten, die wie folgt unterteilt werden können:

Superior:	oberhalb von Kopf und Körper.
Inferior:	unterhalb von Kopf und Körper.
Anterior:	vordere pankreatikoduodenale, pylorische und proximale mesenteriale Lymphknoten.
Posterior:	hintere pankreatikoduodenale Lymphknoten, Lymphknoten am Ductus choledochus und proximale mesenteriale Lymphknoten.
Lienal:	Lymphknoten am Hilus der Milz und um den Pankreasschwanz.

TNM: Klinische Klassifikation

T - Primärtumor

TX Primärtumor kann nicht beurteilt werden.
T0 Kein Anhalt für Primärtumor.

T1 Tumor begrenzt auf Pankreas.
  T1a Tumor 2 cm oder weniger in größter Ausdehnung.
  T1b Tumor mehr als 2 cm in größter Ausdehnung.
T2 Tumor breitet sich direkt in Duodenum, Gallengang und/oder peripankreatisches Gewebe aus.
T3 Tumor breitet sich direkt in Magen, Milz, Kolon und/oder benachbarte große Gefäße aus.

N - Regionäre Lymphknoten

NX Regionäre Lymphknoten können nicht beurteilt werden.
N0 Keine regionären Lymphknotenmetastasen.
N1 Regionäre Lymphknotenmetastasen.

M - Fernmetastasen

Siehe Definitionen S. 40.

pTNM: Pathologische Klassifikation

Die pT-, pN- und pM-Kategorien entsprechen den T-, N- und M-Kategorien.

G: Histopathologisches Grading

Siehe Definitionen S. 40.

Stadiengruppierung

Stadium I	T1	N0	M0
	T2	N0	M0
Stadium II	T3	N0	M0
Stadium III	jedes T	N1	M0
Stadium IV	jedes T	jedes N	M1

Kurzfassung

Pankreas	
T1	Begrenzt auf Pankreas
T1a	≤ 2 cm
T1b	> 2 cm
T2	Duodenum, Gallengang, peripankreatisches Gewebe
T3	Magen, Milz, Kolon, große Gefäße
N1	Regionär

LUNGENTUMOREN (ICD-O 162.2–9)

Einführende Bemerkungen

Die Region wird nach folgendem Schema beschrieben:

- Regeln zur Klassifikation mit den Verfahren für die Bestimmung der T-, N- und M-Kategorien. Zusätzliche Methoden zur Erhöhung der Genauigkeit der Bestimmung vor der Behandlung können benutzt werden.
- Anatomische Bezirke.
- Regionäre Lymphknoten.
- TNM: Klinische Klassifikation.
- pTNM: Pathologische Klassifikation.
- G: Histopathologisches Grading.
- R-Klassifikation.
- Stadiengruppierung.
- Kurzfassung.

Regeln zur Klassifikation

Die Klassifikation gilt nur für Karzinome. Histologische Diagnosesicherung ist zur Unterteilung der Fälle nach histologischem Typ erforderlich.

Verfahren zur Bestimmung der T-, N- und M-Kategorien sind:

T-Kategorien: klinische Untersuchung, bildgebende Verfahren, Endoskopie und/oder chirurgische Exploration,

N-Kategorien: klinische Untersuchung, bildgebende Verfah-

	ren, Endoskopie und/oder chirurgische Exploration,
M-Kategorien:	klinische Untersuchung, bildgebende Verfahren und/oder chirurgische Exploration.

Zusätzliche Kennzeichen

Gegebenenfalls können das y-Symbol, das r-Symbol sowie der C-Faktor zusätzlich verwendet werden (s. S. 10 und 11).

Anatomische Bezirke

Hauptbronchus	162.2
Oberlappen	162.3
Mittellappen	162.4
Unterlappen	162.5

Regionäre Lymphknoten

Regionäre Lymphknoten sind die intrathorakalen, Skalenus- und supraklavikulären Lymphknoten.

TNM: Klinische Klassifikation

T - Primärtumor

TX Primärtumor kann nicht beurteilt werden, oder Nachweis von malignen Zellen im Sputum oder bei Bronchialspülungen, jedoch Tumor weder radiologisch noch bronchoskopisch sichtbar
T0 Kein Anhalt für Primärtumor.
Tis Carcinoma in situ.

T1 Tumor 3 cm oder weniger in größter Ausdehnung, umgeben von Lungengewebe oder viszeraler Pleura, kein bronchoskopischer Nachweis einer Infiltration proximal eines Lappenbronchus (Hauptbronchus frei).[1]

T2 Tumor mit einem der folgenden Kennzeichen hinsichtlich Größe oder Ausbreitung:
- Tumor mehr als 3 cm in größter Ausdehnung,
- Tumor mit Befall des Hauptbronchus, 2 cm oder weiter distal der Carina,
- Tumor infiltriert viszerale Pleura,
- assoziierte Atelektase oder obstruktive Entzündung bis zum Hilus, aber nicht der ganzen Lunge.

T3 Tumor jeder Größe mit direkter Infiltration einer der folgenden Strukturen: Brustwand (einschließlich Tumoren des Sulcus superior), Zwerchfell, mediastinale Pleura, parietales Perikard; oder Tumor im Hauptbronchus weniger als 2 cm distal der Carina[1], aber Carina selbst nicht befallen, oder Tumor mit Atelektase oder obstruktiver Entzündung der ganzen Lunge.

T4 Tumor jeder Größe mit Infiltration einer der folgenden Strukturen: Mediastinum, Herz, große Gefäße, Trachea, Ösophagus, Wirbelkörper, Carina; oder Tumor mit malignem Pleuraerguß[2].

Anmerkungen:

[1] Ein seltener, sich oberflächlich ausbreitender Tumor jeder Größe mit einer nur auf die Bronchialwand begrenzten Infiltration wird auch dann, wenn er sich weiter proximal ausdehnt, als T1 klassifiziert.

[2] Die meisten Pleuraergüsse bei Lungenkarzinomen sind durch den Tumor verursacht. Es gibt jedoch einige wenige Patienten, bei denen die mehrfache zytologische Untersuchung des Pleuraergusses negativ und der Erguß weder hämorrhagisch noch exsudativ ist. Wo diese Befunde und die klinische Beurteilung einen tumorbedingten Erguß ausschließen, sollte der Erguß als Kriterium der Klassifikation nicht berücksichtigt und der Tumor als T1, T2 oder T3 eingestuft werden.

N - Regionäre Lymphknoten

NX Regionäre Lymphknoten können nicht beurteilt werden.
N0 Keine regionären Lymphknotenmetastasen.
N1 Metastasen in ipsilateralen peribronchialen Lymphknoten und/oder in ipsilateralen Hiluslymphknoten (einschließlich einer direkten Ausbreitung des Primärtumors).
N2 Metastasen in ipsilateralen mediastinalen und/oder subcarinalen Lymphknoten.
N3 Metastasen in kontralateralen mediastinalen, kontralateralen Hilus-, ipsi- oder kontralateralen Skalenus- oder supraklavikulären Lymphknoten.

M - Fernmetastasen

MX Das Vorliegen von Fernmetastasen kann nicht beurteilt werden.
M0 Keine Fernmetastasen.
M1 Fernmetastasen.
Die Kategorie M1 kann wie folgt spezifiziert werden:

Lunge	PUL	Knochenmark	MAR
Knochen	OSS	Pleura	PLE
Leber	HEP	Peritoneum	PER
Hirn	BRA	Haut	SKI
Lymphknoten	LYM	Andere Organe	OTH

pTNM: Pathologische Klassifikation

Die Kategorien pT, pN und pM entsprechen den Kategorien T, N und M.

G: Histopathologisches Grading

GX Differenzierungsgrad kann nicht beurteilt werden.
G1 Gut differenziert.
G2 Mäßig differenziert.
G3 Schlecht differenziert.
G4 Undifferenziert.

R-Klassifikation

Das Fehlen oder Vorhandensein von Residualtumor nach Behandlung kann durch das Symbol R beschrieben werden:

RX Vorhandensein von Residualtumor kann nicht beurteilt werden.
R0 Kein Residualtumor.
R1 Mikroskopischer Residualtumor.
R2 Makroskopischer Residualtumor.

Stadiengruppierung

Okkultes Karzinom	TX	N0	M0
Stadium 0	Tis	N0	M0
Stadium I	T1	N0	M0
	T2	N0	M0
Stadium II	T1	N1	M0
	T2	N1	M0
Stadium IIIA	T1	N2	M0
	T2	N2	M0
	T3	N0, N1, N2	M0
Stadium IIIB	jedes T	N3	M0
	T4	jedes N	M0
Stadium IV	jedes T	jedes N	M1

Kurzfassung

Lunge	
TX	Positive Zytologie
T1	≤ 3 cm
T2	> 3 cm/Ausbreitung in Hilusregion/Invasion von viszeraler Pleura/partielle Atelektase
T3	Brustwand/Zwerchfell/Perikard/mediastinale Pleura u. a./totale Atelektase
T4	Mediastinum/Herz/große Gefäße/Trachea/Speiseröhre u. a./maligner Erguß
N1	Peribronchiale/ipsilaterale hiläre Lymphknoten
N2	Ipsilaterale mediastinale Lymphknoten
N3	Kontralaterale mediastinale/Skalenus- oder supraklavikuläre Lymphknoten

TUMOREN DER KNOCHEN UND WEICHTEILE

Einführende Bemerkungen

Folgende anatomische Bezirke werden klassifiziert:
Knochen
Weichteile

Jeder anatomische Bezirk wird nach folgendem Schema beschrieben:

- Regeln zur Klassifikation mit den Verfahren für die Bestimmung der T-, N- und M-Kategorien. Zusätzliche Methoden zur Erhöhung der Genauigkeit der Bestimmung vor Behandlung können benutzt werden.
- Anatomische Unterbezirke, falls erforderlich.
- Regionäre Lymphknoten.
- TNM: Klinische Klassifikation.
- pTNM: Pathologische Klassifikation.
- G: Histopathologisches Grading.
- Stadiengruppierung.
- Kurzfassung.

Zusätzliche Kennzeichen

Gegebenenfalls können das y-Symbol, das r-Symbol sowie der C-Faktor zusätzlich verwendet werden (s. S. 10 und 11).

Regionäre Lymphknoten

Die Definition der N-Kategorien für alle Tumoren der Knochen und Weichteile sind:

N - Regionäre Lymphknoten

NX Regionäre Lymphknoten können nicht beurteilt werden.
N0 Keine regionären Lymphknotenmetastasen.
N1 Regionäre Lymphknotenmetastasen.

Fernmetastasen

Die Definitionen der M-Kategorien für alle Tumoren der Knochen und Weichteile sind:

M - Fernmetastasen

MX Das Vorliegen von Fernmetastasen kann nicht beurteilt werden.
M0 Keine Fernmetastasen.
M1 Fernmetastasen.

Die Kategorien M1 und pM1 können wie folgt spezifiziert werden:

Lunge	PUL	Knochenmark	MAR
Knochen	OSS	Pleura	PLE
Leber	HEP	Peritoneum	PER
Hirn	BRA	Haut	SKI
Lymphknoten	LYM	Andere Organe	OTH

R-Klassifikation

Das Fehlen oder Vorhandensein von Residualtumor nach Behandlung kann durch das Symbol R beschrieben werden:

RX Vorhandensein von Residualtumor kann nicht beurteilt werden.
R0 Kein Residualtumor.
R1 Mikroskopischer Residualtumor.
R2 Makroskopischer Residualtumor.

Knochen (ICD-O 170)

Regeln zur Klassifikation

Die Klassifikation gilt für alle primären malignen Knochentumoren mit Ausnahme der multiplen Myelome, der juxtakortikalen Osteosarkome und der juxtakortikalen Chondrosarkome. Histologische Diagnosesicherung ist zur Unterteilung der Fälle nach histologischem Typ erforderlich.

Verfahren zur Bestimmung der T-, N- und M-Kategorien sind:

T-Kategorien: klinische Untersuchung und bildgebende Verfahren,
N-Kategorien: klinische Untersuchung und bildgebende Verfahren,
M-Kategorien: klinische Untersuchung und bildgebende Verfahren.

Regionäre Lymphknoten

Regionär sind diejenigen Lymphknoten, die der Lage des Primärtumors entsprechen.

TNM: Klinische Klassifikation

T - Primärtumor

TX Primärtumor kann nicht beurteilt werden.
T0 Kein Anhalt für Primärtumor.

T1 Tumor überschreitet Kortikalis nicht.
T2 Tumor infiltriert jenseits der Kortikalis.

N - Regionäre Lymphknoten

Siehe Definitionen S. 80.

M - Fernmetastasen

Siehe Definitionen S. 80.

pTNM: Pathologische Klassifikation

Die pT-, pN- und pM-Kategorien entsprechen den T-, N- und M-Kategorien.

G: Histopathologisches Grading

GX Differenzierungsgrad kann nicht beurteilt werden.
G1 Gut differenziert.
G2 Mäßig differenziert.
G3 Schlecht differenziert.
G4 Undifferenziert.

Anmerkung: Ewing-Sarkom und primäres Lymphom des Knochens werden als G4 klassifiziert.

Stadiengruppierung

Stadium IA	G1,2	T1	N0	M0
Stadium IB	G1,2	T2	N0	M0
Stadium IIA	G3,4	T1	N0	M0
Stadium IIB	G3,4	T2	N0	M0
Stadium III	nicht definiert			
Stadium IVA	jedes G	jedes T	N1	M0
Stadium IVB	jedes G	jedes T	jedes N	M1

Kurzfassung

Knochen	
T1	Kortikalis nicht überschritten
T2	Über Kortikalis hinaus
N1	Regionär
G1	Gut differenziert
G2	Mäßig differenziert
G3	Schlecht differenziert
G4	Undifferenziert

Weichteile (ICD-O 158.0, 164.2,3, 171)

Regeln zur Klassifikation

Histologische Diagnosesicherung ist zur Unterteilung der Fälle nach histologischem Typ erforderlich.

Verfahren zur Bestimmung der T-, N- und M-Kategorien sind:

T-Kategorien: klinische Untersuchung und bildgebende Verfahren,
N-Kategorien: klinische Untersuchung und bildgebende Verfahren,
M-Kategorien: klinische Untersuchung und bildgebende Verfahren.

Anatomische Unterbezirke

Bindegewebe, subkutanes und andere Weichteilgewebe	171
Retroperitoneum	158.0
Mediastinum	164.2,3

Histologische Tumortypen

In die Klassifikation einbezogen sind die folgenden histologischen Tumortypen (mit den entsprechenden Code-Nummern des ICD-O-Morphologieschlüssels):

Alveoläres Weichteilsarkom	9581/3
Angiosarkom	9120/3
Epitheloides Sarkom	8804/3
Extraskelettales Chondrosarkom	9220/3

Extraskelettales Osteosarkom	9180/3
Fibrosarkom	8810/3
Leiomyosarkom	8890/3
Liposarkom	8850/3
Malignes fibröses Histiozytom	8830/3
Malignes Hämangioperizytom	9150/3
Malignes Mesenchymom	8990/3
Malignes Schwannom	9560/3
Rhabdomyosarkom	8900/3
Synovialsarkom	9040/3
Sarkom, nicht näher bezeichnet	8800/3

Die folgenden histologischen Tumortypen werden nicht in diese Klassifikation einbezogen: Kaposi-Sarkom, Dermatofibrosarcoma (protuberans), Fibrosarkom Grad I (Desmoidtumor) und Sarkome mit Ursprung in der Dura mater, im Gehirn, in parenchymatösen oder Hohlorganen.

Regionäre Lymphknoten

Regionär sind diejenigen Lymphknoten, die der Lage des Primärtumors entsprechen.

TNM: Klinische Klassifikation

T - Primärtumor

TX Primärtumor kann nicht beurteilt werden.
T0 Kein Anhalt für Primärtumor.

T1 Tumor 5 cm oder weniger in größter Ausdehnung.
T2 Tumor mehr als 5 cm in größter Ausdehnung.

N - Regionäre Lymphknoten

Siehe Definitionen S. 80.

M - Fernmetastasen

Siehe Definitionen S. 80.

pTNM: Pathologische Klassifikation

Die pT-, pN- und pM-Kategorien entsprechen den T-, N- und M-Kategorien.

G: Histopathologisches Grading

GX Differenzierungsgrad kann nicht bestimmt werden.
G1 Gut differenziert.
G2 Mäßig differenziert.
G3-4 Schlecht differenziert/undifferenziert.

Anmerkung: Nach Bestimmung des histologischen Typs soll das Grading nach den anerkannten Kriterien einschließlich Zellreichtum, Zellpleomorphie, mitotischer Aktivität und Nekrose erfolgen. Die Menge der Interzellularsubstanz wie Kollagen oder mukoides Material soll als günstiger Faktor bei der Beurteilung des Differenzierungsgrades berücksichtigt werden.

Stadiengruppierung

Stadium IA	G1	T1	N0	M0
Stadium IB	G1	T2	N0	M0
Stadium IIA	G2	T1	N0	M0
Stadium IIB	G2	T2	N0	M0
Stadium IIIA	G3-4	T1	N0	M0
Stadium IIIB	G3-4	T2	N0	M0
Stadium IVA	jedes G	jedes T	N1	M0
Stadium IVB	jedes G	jedes T	jedes N	M1

Kurzfassung

Weichteilsarkome	
T1 T2	≤5 cm >5 cm
N1	Regionär
G1 G2 G3-4	Gut differenziert Mäßig differenziert Schlecht differenziert/undifferenziert

HAUTTUMOREN

Einführende Bemerkungen

Die Klassifikation gilt für Karzinome der Haut, ausschließlich die der Augenlider (s. S. 158), der Vulva (s. S. 128) und des Penis (s. S. 140), sowie für das Melanom der Haut.

Anatomische Bezirke

Folgende Bezirke werden entsprechend ihren topographischen ICD-O-Rubriken unterschieden:

Lippen (ohne Lippenrot) 173.0
Augenlid 173.1
Äußeres Ohr 173.2
Andere Partien der Gesichtshaut 173.3
Kopf und Hals 173.4
Stamm (einschl. Analrand und perianale Haut) 173.5
Arm und Schulter 173.6
Bein und Hüfte 173.7
Vulva 184.4
Penis 187.4
Skrotum 187.7

Jeder Tumortyp wird nach folgendem Schema beschrieben:

- Regeln zur Klassifikation mit den Verfahren für die Bestimmung der T-, N- und M-Kategorien.
- Regionäre Lymphknoten.
- TNM: Klinische Klassifikation.
- pTNM: Pathologische Klassifikation.
- G: Histopathologisches Grading.
- Stadiengruppierung.
- Kurzfassung.

Zusätzliche Kennzeichen

Gegebenenfalls können das y-Symbol, das r-Symbol sowie der C-Faktor zusätzlich verwendet werden (s. S. 10 und 11).

Regionäre Lymphknoten

Die regionären Lymphknoten entsprechen der jeweiligen Lokalisation des Primärtumors.

Unilaterale Tumoren

Kopf und Hals	Ipsilaterale, präaurikuläre, submandibuläre, zervikale und supraklavikuläre Lymphknoten
Thorax	Ipsilaterale axilläre Lymphknoten
Arm	Ipsilaterale epitrochleare und axilläre Lymphknoten
Abdomen, Flanken und Gesäß	Ipsilaterale inguinale Lymphknoten
Bein	Ipsilaterale popliteale und inguinale Lymphknoten
Analrand und perianale Haut	Ipsilaterale inguinale Lymphknoten

Für *Primärtumoren in der Grenzzone* zwischen den oben angeführten Regionen sind die Lymphknoten, die die Regionen an beiden Seiten der Grenzzone drainieren, als regionär anzusehen. Die nachstehenden 4 cm breiten Gebiete sind als Grenzzonen zu betrachten.

Zwischen	*Entlang*
Rechts/links	Mittellinie
Kopf und Hals/Thorax	Klavikula - Akromion - oberer Schulterblattrand
Thorax/Arm	Schulter - Achselhöhle - Schulter

Thorax/Abdomen, Flanken und Gesäß	*vorn:* Mitte zwischen Nabel und Rippenbogen; *hinten:* untere Grenze der Brustwirbelsäule (mittlere transversale Achse)
Abdomen, Flanken und Gesäß/Bein	Leiste - Trochanter - Glutäalfalte

Jede Metastase in andere als die aufgeführten regionären Lymphknoten wird als Fernmetastase betrachtet.

Fernmetastasen

Die Definitionen der M-Kategorien für alle Hauttumoren sind:

M - Fernmetastasen

MX Das Vorliegen von Fernmetastasen kann nicht beurteilt werden.
M0 Keine Fernmetastasen.
M1 Fernmetastasen.

Die Kategorien M1 und pM1 können wie folgt spezifiziert werden:

Lunge	PUL	Knochenmark	MAR
Knochen	OSS	Pleura	PLE
Leber	HEP	Peritoneum	PER
Hirn	BRA	Haut	SKI
Lymphknoten	LYM	Andere Organe	OTH

R-Klassifikation

Das Fehlen oder Vorhandensein von Residualtumor nach Behandlung kann durch das Symbol R beschrieben werden.

RX Vorhandensein von Residualtumor kann nicht beurteilt werden.
R0 Kein Residualtumor.
R1 Mikroskopischer Residualtumor.
R2 Makroskopischer Residualtumor.

Karzinom der Haut (ausschließlich Augenlid, Vulva und Penis) (ICD-O 173.0, 2–9, 187.7)

Regeln zur Klassifikation

Die Klassifikation gilt nur für Karzinome. Histologische Diagnosesicherung ist zur Unterteilung der Fälle nach histologischem Typ erforderlich.

Verfahren zur Bestimmung der T-, N- und M-Kategorien sind:

T-Kategorien: klinische Untersuchung,
N-Kategorien: klinische Untersuchung und bildgebende Verfahren,
M-Kategorien: klinische Untersuchung und bildgebende Verfahren.

Regionäre Lymphknoten

Siehe Definitionen S. 90.

TNM: Klinische Klassifikation

T – Primärtumor

TX Primärtumor kann nicht beurteilt werden.
T0 Kein Anhalt für Primärtumor.
Tis Carcinoma in situ.

T1 Tumor 2 cm oder weniger in größter Ausdehnung.
T2 Tumor mehr als 2 cm, aber nicht mehr als 5 cm in größter Ausdehnung.
T3 Tumor mehr als 5 cm in größter Ausdehnung.

T4 Tumor infiltriert tiefe extradermale Strukturen wie Knorpel, Skelettmuskel oder Knochen.

Anmerkung: Im Falle multipler simultaner Tumoren wird der Tumor mit der höchsten T-Kategorie klassifiziert und die Anzahl abgrenzbarer Tumoren in Klammern angegeben, z. B. T2(5).

N – Regionäre Lymphknoten

NX Regionäre Lymphknoten können nicht beurteilt werden.
N0 Keine regionären Lymphknotenmetastasen.
N1 Regionäre Lymphknotenmetastasen.

M – Fernmetastasen

Siehe Definitionen S. 91.

pTNM: Pathologische Klassifikation

Die pT-, pN- und pM-Kategorien entsprechen den T-, N- und M-Kategorien.

G: Histopathologisches Grading

GX Differenzierungsgrad kann nicht bestimmt werden.
G1 Gut differenziert.
G2 Mäßig differenziert.
G3 Schlecht differenziert.
G4 Undifferenziert.

Stadiengruppierung

Stadium 0	Tis	N0	M0
Stadium I	T1	N0	M0
Stadium II	T2	N0	M0
	T3	N0	M0
Stadium III	T4	N0	M0
	jedes T	N1	M0
Stadium IV	jedes T	jedes N	M1

Kurzfassung

Karzinom der Haut	
T1	≤2 cm
T2	>2 bis 5 cm
T3	>5 cm
T4	Invasion tiefer extradermaler Strukturen (Knorpel, Skelettmuskel, Knochen)
N1	Regionär

Melanom der Haut
(ICD-O 173, 184.4, 187.4, 187.7)

Regeln zur Klassifikation

Histologische Bestätigung der Diagnose ist erforderlich.
Verfahren zur Bestimmung der N- und M-Kategorien sind:

N-Kategorien: klinische Untersuchung und bildgebende Verfahren,
M-Kategorien: klinische Untersuchung und bildgebende Verfahren.

Regionäre Lymphknoten

Siehe Definitionen S. 90.

TNM: Klinische Klassifikation

T - Primärtumor

Die Ausbreitung des Tumors wird nach Exzision klassifiziert, siehe pT.

N - Regionäre Lymphknoten

NX Regionäre Lymphknoten können nicht beurteilt werden.
N0 Keine regionären Lymphknotenmetastasen.
N1 Metastase(n) 3 cm oder weniger in größter Ausdehnung in irgendeinem regionären Lymphknoten.
N2 Metastase(n) mehr als 3 cm in größter Ausdehnung in irgendeinem regionären Lymphknoten und/oder In-transit-Metastase(n).

N2a Metastase(n) mehr als 3 cm in größter Ausdehnung.
N2b In-transit-Metastase(n).
N2c Metastase(n) mehr als 3 cm in größter Ausdehnung und In-transit-Metastase(n).

Anmerkung: In-transit-Metastasen sind Metastasen der Haut oder Subkutis, die mehr als 2 cm vom Primärtumor entfernt, aber nicht jenseits der regionären Lymphknoten liegen.

M - Fernmetastasen

MX Das Vorliegen von Fernmetastasen kann nicht beurteilt werden.
M0 Keine Fernmetastasen.
M1 Fernmetastasen.
M1a Befall von Haut, Subkutis oder Lymphknoten jenseits der regionären Lymphknoten.
M1b Viszerale Metastasen.

pTNM: Pathologische Klassifikation

pT - Primärtumor

pTX Primärtumor kann nicht beurteilt werden.
pT0 Kein Primärtumor.
pTis Melanoma in situ (Clark-Level I): atypische Melanozytenhyperplasie, schwere Melanozytendysplasie, keine invasive maligne Läsion.

pT1 Tumor nicht dicker als 0,75 mm und mit Infiltration des Stratum papillare (Clark-Level II).
pT2 Tumor hat eine Dicke von mehr als 0,75 mm, aber nicht mehr als 1,5 mm und/oder infiltriert bis zur Grenze zwischen Stratum papillare und Stratum reticulare (Clark-Level III).
pT3 Tumor hat eine Dicke von mehr als 1,5 mm, aber nicht mehr als 4,0 mm und/oder infiltriert das Stratum reticulare (Clark-Level IV).

pT3a Tumordicke mehr als 1,5 mm, aber nicht mehr als 3,0 mm.

pT3b Tumordicke mehr als 3,0 mm, aber nicht mehr als 4,0 mm.

pT4 Tumor hat eine Dicke von mehr als 4,0 mm und/oder infiltriert in die Subkutis (Clark-Level V) und/oder Satellit(en) innerhalb 2 cm vom Primärtumor.

pT4a Tumordicke mehr als 4,0 mm und/oder Infiltration der Subkutis (Clark-Level V).

pT4b Satellit(en) innerhalb 2 cm vom Primärtumor.

Anmerkung: Bei Diskrepanzen zwischen Tumordicke und Level richtet sich die pT-Kategorie nach dem jeweils ungünstigsten Befund.

pN - Regionäre Lymphknoten

Die pN-Kategorien entsprechen den N-Kategorien.

pM - Fernmetastasen

Die pM-Kategorien entsprechen den M-Kategorien.

Stadiengruppierung

Stadium I	pT1	N0	M0
	pT2	N0	M0
Stadium II	pT3	N0	M0
Stadium III	pT4	N0	M0
	jedes pT	N1, N2	M0
Stadium IV	jedes pT	jedes N	M1

Kurzfassung

Melanom der Haut		
pT1	≤0,75 mm	Level II
pT2	>0,75 bis 1,5 mm	Level III
pT3	>1,5 bis 4 mm	Level IV
pT4	>4,0 mm/Satellit(en)	Level V
N1	Regionär ≤3 cm	
N2	Regionär >3 cm und/oder In-transit-Metastase(n)	

MAMMATUMOREN (ICD-O 174, 175)

Einführende Bemerkungen

Die Region wird nach folgendem Schema beschrieben:

- Regeln zur Klassifikation mit den Verfahren für die Bestimmung der T-, N- und M-Kategorien. Zusätzliche Methoden zur Erhöhung der Genauigkeit der Bestimmung vor der Behandlung können benutzt werden.
- Anatomische Unterbezirke.
- Regionäre Lymphknoten.
- TNM: Klinische Klassifikation.
- pTNM: Pathologische Klassifikation.
- G: Histopathologisches Grading.
- R-Klassifikation.
- Stadiengruppierung.
- Kurzfassung.

Regeln zur Klassifikation

Die Klassifikation gilt nur für Karzinome. Histologische Diagnosesicherung ist erforderlich. Der anatomische Unterbezirk sollte registriert, jedoch nicht in der Klassifikation berücksichtigt werden. Im Falle multipler simultaner Tumoren in einer Brust wird der Tumor mit der höchsten T-Kategorie klassifiziert. Simultane bilaterale Mammakarzinome sollten getrennt klassifiziert werden.

Verfahren zur Bestimmung der T-, N- und M-Kategorien sind:

T-Kategorien: klinische Untersuchung und bildgebende Verfahren, z. B. Mammographie,
N-Kategorien: klinische Untersuchung und bildgebende Verfahren,
M-Kategorien: klinische Untersuchung und bildgebende Verfahren.

Zusätzliche Kennzeichen

Gegebenenfalls können das y-Symbol, das r-Symbol sowie der C-Faktor zusätzlich verwendet werden (s. S. 10 und 11).

Anatomische Bezirke und Unterbezirke

Weibliche Brust (174):
1. Mamille (174.0)
2. Zentraler Anteil (174.1)
3. Innerer oberer Quadrant (174.2)
4. Innerer unterer Quadrant (174.3)
5. Äußerer oberer Quadrant (174.4)
6. Äußerer unterer Quadrant (174.5)
7. Axillärer Anteil (174.6)

Männliche Brust (175)

Regionäre Lymphknoten

Regionäre Lymphknoten sind:

1. *Axilläre (ipsilaterale) Lymphknoten:* interpektorale (Rotter-) Lymphknoten und Lymphknoten entlang der V. axillaris und ihrer Äste; sie können in folgende Level unterteilt werden:
   Level I (untere Axilla): Lymphknoten lateral des lateralen Randes des M. pectoralis minor.
   Level II (mittlere Axilla): Lymphknoten zwischen dem medialen und lateralen Rand des M. pectoralis minor und die interpektoralen (Rotter-) Lymphknoten.
   Level III (apikale Axilla): Lymphknoten medial des medialen Randes des M. pectoralis minor einschließlich der als subkla-

vikulär, infraklavikulär oder apikal bezeichneten Lymphknoten.

Anmerkung: Die *intramammären* Lymphknoten werden als axilläre Lymphknoten klassifiziert.

2. *Ipsilaterale Lymphknoten an der A. mammaria interna:* Lymphknoten, die dem Rand des Brustbeins entlang in der endothorakalen Faszie der ipsilateralen Interkostalräume lokalisiert sind.

Jede andere Lymphknotenmetastase wird als Fernmetastase (M1) klassifiziert, einschließlich supraklavikulärer, zervikaler oder kontralateraler Lymphknotenmetastasen an der A. mammaria interna.

TNM: Klinische Klassifikation

T - Primärtumor

TX Primärtumor kann nicht beurteilt werden.
T0 Kein Anhalt für Primärtumor.
Tis Carcinoma in situ: intraduktales Karzinom oder lobuläres Carcinoma in situ oder M. Paget der Mamille ohne nachweisbaren Tumor.

Anmerkung: Der M. Paget kombiniert mit einem nachweisbaren Tumor wird entsprechend der Größe des Tumors klassifiziert.

T1 Tumor 2 cm oder weniger in größter Ausdehnung.
- T1a 0,5 cm oder weniger in größter Ausdehnung.
- T1b Mehr als 0,5 cm, aber nicht mehr als 1 cm in größter Ausdehnung.
- T1c Mehr als 1 cm, aber nicht mehr als 2 cm in größter Ausdehnung.

T2 Tumor mehr als 2 cm, aber nicht mehr als 5 cm in größter Ausdehnung.
T3 Tumor mehr als 5 cm in größter Ausdehnung.

T4 Tumor jeder Größe mit direkter Ausdehnung auf Brustwand oder Haut.

Anmerkung: Die Brustwand schließt die Rippen, die Interkostalmuskeln und den vorderen Serratusmuskel mit ein, nicht aber die Pektoralismuskulatur.

- T4a Mit Ausdehnung auf die Brustwand.
- T4b Mit Ödem (einschließlich Apfelsinenhaut), Ulzeration der Brusthaut oder Satellitenmetastasen der Haut der gleichen Brust.
- T4c Kriterien 4a und 4b gemeinsam.
- T4d Entzündliches (inflammatorisches) Karzinom.

Anmerkungen:

Entzündliche (inflammatorische) Karzinome der Brust sind durch eine diffuse braune Induration der Haut mit erysipelähnlichem Rand gekennzeichnet, gewöhnlich ohne eine darunter befindliche palpable Tumormasse. Wenn die Hautbiopsie negativ ist und sich kein lokalisierter meßbarer Primärtumor findet, entspricht dem klinischen entzündlichen (inflammatorischen) Karzinom (T4d) bei der pathologischen Klassifikation pTX.

Einziehungen der Haut oder der Mamille oder andere Hautveränderungen außer denjenigen, die unter T4 aufgeführt sind, können in T1, T2 oder T3 vorkommen, ohne die T-Klassifikation zu beeinflussen.

N - Regionäre Lymphknoten

NX Regionäre Lymphknoten können nicht beurteilt werden (z. B. vor klinischer Klassifikation bioptisch entfernt).

N0 Keine regionären Lymphknotenmetastasen.

N1 Metastasen in beweglichen ipsilateralen axillären Lymphknoten.

N2 Metastasen in ipsilateralen axillären Lymphknoten, untereinander oder an andere Strukturen fixiert.

N3 Metastasen in ipsilateralen Lymphknoten entlang der A. mammaria interna

M - Fernmetastasen

MX Das Vorliegen von Fernmetastasen kann nicht beurteilt werden.

M0 Keine Fernmetastasen.
M1 Fernmetastasen.
Die Kategorie M1 kann wie folgt spezifiziert werden:

Lunge	PUL	Knochenmark	MAR
Knochen	OSS	Pleura	PLE
Leber	HEP	Peritoneum	PER
Hirn	BRA	Haut	SKI
Lymphknoten	LYM	Andere Organe	OTH

pTNM: Pathologische Klassifikation

pT - Primärtumor

Die pathologische Klassifikation erfordert die Untersuchung des Primärtumors ohne makroskopisch erkennbaren Tumor an den Resektionsrändern. Ein Fall kann nach pT klassifiziert werden, wenn an den Resektionsrändern Tumor nur histologisch nachgewiesen wird.

Die pT-Kategorien entsprechen den T-Kategorien.

Anmerkung: Bei der pT-Klassifikation wird die Tumorgröße nach der Messung der *invasiven* Komponente bestimmt. Wenn eine große In-situ-Komponente (z.B. 4 cm) und eine kleine invasive Komponente (z.B. 0,5 cm) besteht, wird der Tumor als pT1a klassifiziert.

pN - Regionäre Lymphknoten

Die pathologische Klassifikation ist möglich im Falle einer pathologischen Untersuchung wenigstens der unteren axillären Lymphknoten (Level I) (s.S.100). Eine solche Resektion schließt üblicherweise 6 oder mehr Lymphknoten ein.

pNX Regionäre Lymphknoten können nicht beurteilt werden (zur Untersuchung nicht entnommen oder früher entfernt).
pN0 Keine regionären Lymphknotenmetastasen.

pN1 Metastasen in beweglichen ipsilateralen axillären Lymphknoten.
- pN1a Nur Mikrometastasen (keine größer als 0,2 cm).
- pN1b Metastasen in Lymphknoten, zumindest eine größer als 0,2 cm
  - i Metastasen in 1-3 Lymphknoten, eine größer als 0,2 cm, aber alle kleiner als 2 cm.
  - ii Metastasen in 4 oder mehr Lymphknoten, eine größer als 0,2 cm, aber alle kleiner als 2 cm.
  - iii Ausdehnung der Metastasen über die Lymphknotenkapsel hinaus (alle kleiner als 2 cm in größter Ausdehnung).
  - iv Metastasen in Lymphknoten 2 cm oder mehr in größter Ausdehnung.

pN2 Metastasen in ipsilateralen axillären Lymphknoten, untereinander oder an andere Strukturen fixiert.

pN3 Metastasen in Lymphknoten entlang der A. mammaria interna.

pM - Fernmetastasen

Die pM-Kategorien entsprechen den M-Kategorien.

G: Histopathologisches Grading

GX Differenzierungsgrad kann nicht bestimmt werden.
G1 Gut differenziert.
G2 Mäßig differenziert.
G3 Schlecht differenziert.
G4 Undifferenziert.

R-Klassifikation

Das Fehlen oder Vorhandensein von Residualtumor nach Behandlung kann durch das Symbol R beschrieben werden.

RX Vorhandensein von Residualtumor kann nicht beurteilt werden.
R0 Kein Residualtumor.
R1 Mikroskopischer Residualtumor.
R2 Makroskopischer Residualtumor.

Stadiengruppierung

Stadium 0	Tis	N0	M0
Stadium I	T1	N0	M0
Stadium IIA	T0	N1*	M0
	T1	N1*	M0
	T2	N0	M0
Stadium IIB	T2	N1	M0
	T3	N0	M0
Stadium IIIA	T0	N2	M0
	T1	N2	M0
	T2	N2	M0
	T3	N1, N2	M0
Stadium IIIB	T4	jedes N	M0
	jedes T	N3	M0
Stadium IV	jedes T	jedes N	M1

Anmerkung: * Die Prognose von Patienten mit pN1a ist ähnlich jener bei Patienten mit pN0.

Kurzfassung

Brust			
Tis	In situ		
T1	≤2 cm		
T1a	≤0,5 cm		
T1b	>0,5 bis 1 cm		
T1c	>1 bis 2 cm		
T2	>2 bis 5 cm		
T3	>5 cm		
T4	Brustwand/Haut		
T4a	Brustwand		
T4b	Hautödem/Ulzeration, Satellitenknoten der Haut		
T4c	a und b		
T4d	entzündliches Karzinom		
N1	Beweglich axillär	pN1	
		pN1a	Nur Mikrometastasen ≤0,2 cm
		pN1b	Makrometastasen
			i 1-3 Lymphknoten/>0,2 bis <2 cm
			ii ≥4 Lymphknoten/>0,2 bis <2 cm
			iii durch Kapsel/<2 cm
			iv ≥2 cm
N2	Fixiert axillär	pN2	
N3	Mammaria interna	pN3	

GYNÄKOLOGISCHE TUMOREN

Einführende Bemerkungen

Folgende anatomische Bezirke werden behandelt:

Cervix uteri
Corpus uteri
Ovar
Vagina
Vulva

Die Cervix uteri und das Corpus uteri gehörten zu den ersten Lokalisationen, die durch das TNM-System klassifiziert wurden. Die von der „League of Nations" festgelegten Stadien für Zervixkarzinome finden mit geringen Veränderungen seit fast 50 Jahren Anwendung und sind von der Fédération Internationale de Gynécologie et d'Obstétrique (FIGO) anerkannt. Aus diesem Grund wurden die TNM-Kategorien so definiert, daß sie mit den FIGO-Stadien übereinstimmen. Einige Verbesserungen wurden in Zusammenarbeit mit der FIGO vorgenommen. Die jetzt publizierten Klassifikationen haben die Zustimmung von FIGO, UICC und den Nationalen TNM-Komitees einschließlich AJCC.

Jeder Bezirk wird nach folgendem Schema beschrieben:

- Regeln zur Klassifikation mit den Verfahren für die Bestimmung der T-, N- und M-Kategorien. Zusätzliche Methoden zur Erhöhung der Genauigkeit der Bestimmung vor Behandlung können benutzt werden.
- Anatomische Bezirke.
- Regionäre Lymphknoten.

- TNM: Klinische Klassifikation.
- pTNM: Pathologische Klassifikation.
- Stadiengruppierung.
- G: Histopathologisches Grading
- Kurzfassung.

Zusätzliche Kennzeichen

Gegebenenfalls können das y-Symbol, das r-Symbol sowie der C-Faktor zusätzlich verwendet werden (s. S. 10 und 11).

Fernmetastasen

Die Definitionen der M-Kategorien für alle gynäkologischen Lokalisationen sind:

M - Fernmetastasen

MX Das Vorliegen von Fernmetastasen kann nicht beurteilt werden.
M0 Keine Fernmetastasen.
M1 Fernmetastasen.

Die Kategorien M1 und pM1 können wie folgt spezifiziert werden:

Lunge	PUL	Knochenmark	MAR
Knochen	OSS	Pleura	PLE
Leber	HEP	Peritoneum	PER
Hirn	BRA	Haut	SKI
Lymphknoten	LYM	Andere Organe	OTH

Histopathologisches Grading

Die folgenden Definitionen der G-Kategorien gelten für Zervix, Vagina und Vulva.

G - Histopathologisches Grading

GX Differenzierungsgrad kann nicht bestimmt werden.
G1 Gut differenziert.
G2 Mäßig differenziert.
G3 Schlecht differenziert.
G4 Undifferenziert.

R-Klassifikation

Das Fehlen oder Vorhandensein von Residualtumor nach Behandlung kann durch das Symbol R beschrieben werden. Die folgenden Definitionen gelten für alle gynäkologischen Tumoren:

RX Vorhandensein von Residualtumor kann nicht beurteilt werden.
R0 Kein Residualtumor.
R1 Mikroskopischer Residualtumor.
R2 Makroskopischer Residualtumor.

Cervix uteri (ICD-O 180)

Die Definitionen der T-Kategorien entsprechen den verschiedenen von der FIGO akzeptierten Stadien. Beide Klassifikationen sind zum Vergleich aufgeführt.

Regeln zur Klassifikation

Die Klassifikation gilt nur für Karzinome. Histologische Diagnosesicherung ist erforderlich.

Verfahren zur Bestimmung der T-, N- und M-Kategorien sind:

T-Kategorien: klinische Untersuchung, Zystoskopie (nicht erforderlich bei Tis) und bildgebende Verfahren einschließlich Urographie,

N-Kategorien: klinische Untersuchung und bildgebende Verfahren einschließlich Urographie und Lymphographie,

M-Kategorien: klinische Untersuchung und bildgebende Verfahren.

Anatomische Unterbezirke

Endozervix (180.0)
Ektozervix (180.1)

Regionäre Lymphknoten

Die regionären Lymphknoten sind die parazervikalen, parametranen, hypogastrischen (Obturator-)Lymphknoten, ferner die Lymphknoten an den Aa. iliacae communes, internae und externae sowie die präsakralen und sakralen Lymphknoten.

TNM: Klinische Klassifikation

T - Primärtumor

TNM-Kategorien	FIGO-Stadien	
TX		Primärtumor kann nicht beurteilt werden.
T0		Kein Anhalt für Primärtumor.
Tis	0	Carcinoma in situ.
T1	I	Zervixkarzinom begrenzt auf den Uterus (die Ausdehnung zum Corpus uteri sollte dabei unbeachtet bleiben).
T1a	Ia	Präklinisches invasives Karzinom, ausschließlich durch Mikroskopie diagnostiziert.
T1a1	Ia1	Minimale mikroskopische Stromainvasion.
T1a2	Ia2	Tumor mit einer invasiven Komponente von 5 mm oder weniger in der Tiefe, gemessen von der Basis des Epithels, *und* 7 mm oder weniger in horizontaler Ausbreitung.
T1b	Ib	Tumor größer als in T1a2.
T2	II	Zervixkarzinom infiltriert jenseits des Uterus, aber nicht bis zur Beckenwand und nicht bis zum unteren Drittel der Vagina.

TNM-Kategorien	FIGO-Stadien	
T2a	IIa	Ohne Infiltration des Parametriums.
T2b	IIb	Mit Infiltration des Parametriums.
T3	III	Zervixkarzinom breitet sich bis zur Beckenwand aus und/oder befällt das untere Drittel der Vagina und/oder verursacht Hydronephrose oder stumme Niere.
T3a	IIIa	Tumor befällt unteres Drittel der Vagina, keine Ausbreitung zur Beckenwand.
T3b	IIIb	Tumor breitet sich bis zur Beckenwand aus und/oder verursacht Hydronephrose oder stumme Niere.
T4	IVa	Tumor infiltriert *Schleimhaut* von Blase oder Rektum und/oder überschreitet die Grenzen des kleinen Beckens. **Anmerkung:** Das Vorhandensein eines bullösen Ödems genügt nicht, um einen Tumor als T4 zu klassifizieren.
M1	IVb	Fernmetastasen.

N - Regionäre Lymphknoten

NX Regionäre Lymphknoten können nicht beurteilt werden.
N0 Keine regionären Lymphknotenmetastasen.
N1 Regionäre Lymphknotenmetastasen.

M - Fernmetastasen

Siehe Definitionen S. 108.

pTNM: Pathologische Klassifikation

Die pT-, pN- und pM-Kategorien entsprechen den T-, N- und M-Kategorien.

G: Histopathologisches Grading

Siehe Definitionen S. 109.

Stadiengruppierung

Stadium 0	Tis	N0	M0
Stadium IA	T1a	N0	M0
Stadium IB	T1b	N0	M0
Stadium IIA	T2a	N0	M0
Stadium IIB	T2b	N0	M0
Stadium IIIA	T3a	N0	M0
Stadium IIIB	T1	N1	M0
	T2	N1	M0
	T3a	N1	M0
	T3b	jedes N	M0
Stadium IVA	T4	jedes N	M0
Stadium IVB	jedes T	jedes N	M1

Kurzfassung

TNM	Cervix uteri	FIGO
Tis	Carcinoma in situ	0
T1	Begrenzt auf Uterus	I
T1a	Diagnose nur durch Mikroskopie	Ia
T1a1	Minimale Stromainvasion	Ia1
T1a2	Tiefe ≤ 5 mm, horizontale Ausbreitung ≤ 7 mm	Ia2
T1b	Läsionen größer als T1a2	Ib
T2	Ausdehnung jenseits Uterus, aber nicht zur Beckenwand und nicht zu Vagina/unteres Drittel	II
T2a	Parametrium frei	IIa
T2b	Parametrium befallen	IIb
T3	Ausdehnung zu Vagina/unteres Drittel/Beckenwand/Hydronephrose	III
T3a	Vagina/unteres Drittel	IIIa
T3b	Beckenwand/Hydronephrose	IIIb
T4	Schleimhaut von Harnblase/Rektum/jenseits kleines Becken	IVa
M1	Fernmetastasen	IVb

Corpus uteri (ICD-O 182)

Die Definitionen der T-Kategorien entsprechen den verschiedenen von der FIGO akzeptierten Stadien. Beide Klassifikationen sind zum Vergleich aufgeführt.

Regeln zur Klassifikation

Die Klassifikation gilt nur für Karzinome. Histologische Diagnosesicherung ist erforderlich.

Die Diagnose sollte anhand der Untersuchung von Präparaten gestellt werden, die bei der fraktionierten Ausschabung des Uterus gewonnen wurden.

Verfahren zur Bestimmung der T-, N- und M-Kategorien sind:

T-Kategorien:	klinische Untersuchung und bildgebende Verfahren einschließlich Urographie und Zystoskopie,
N-Kategorien:	klinische Untersuchung und bildgebende Verfahren einschließlich Urographie,
M-Kategorien:	klinische Untersuchung und bildgebende Verfahren.

Anatomische Unterbezirke

Corpus uteri	182.0
Isthmus uteri	182.1

Regionäre Lymphknoten

Die regionären Lymphknoten sind die hypogastrischen (Obturator-)Lymphknoten, weiter die Lymphknoten an Aa. iliacae communes, internae und externae, die parametranen und sakralen Lymphknoten.

TNM: Klinische Klassifikation

T - Primärtumor

TNM-Kategorie	FIGO-Stadien	
TX		Primärtumor kann nicht beurteilt werden.
T0		Kein Anhalt für Primärtumor.
Tis	0	Carcinoma in situ.
T1	I	Tumor begrenzt auf Corpus uteri.
T1a	Ia	Cavum uteri 8 cm oder weniger in der Länge.
T1b	Ib	Cavum uteri mehr als 8 cm in der Länge.
T2	II	Tumor infiltriert Zervix, breitet sich jedoch nicht jenseits des Uterus aus.
T3	III	Tumor breitet sich jenseits des Uterus aus, verbleibt aber innerhalb des kleinen Beckens.
T4	IVa	Tumor infiltriert die *Mukosa* der Harnblase oder des Rektums und/oder überschreitet die Grenzen des kleinen Beckens. **Anmerkung:** Das Vorhandensein eines bullösen Ödems genügt nicht, um einen Tumor als T4 zu klassifizieren.
M1	IVb	Fernmetastasen.

Anmerkung: Die FIGO-Stadien werden nach dem histologischen Grad weiter unterteilt:
G1 Gut differenziert.
G2 Mäßig differenziert.
G3-4 Schlecht differenziert/undifferenziert.

N - Regionäre Lymphknoten

NX Regionäre Lymphknoten können nicht beurteilt werden.
N0 Keine regionären Lymphknotenmetastasen.
N1 Regionäre Lymphknotenmetastasen.

M - Fernmetastasen

Siehe Definitionen S. 108.

pTNM: Pathologische Klassifikation

Die pT-, pN- und pM-Kategorien entsprechen den T-, N- und M-Kategorien.

Stadiengruppierung

Stadium 0	Tis	N0	M0
Stadium IA	T1a	N0	M0
Stadium IB	T1b	N0	M0
Stadium II	T2	N0	M0
Stadium III	T1	N1	M0
	T2	N1	M0
	T3	jedes N	M0
Stadium IVA	T4	jedes N	M0
Stadium IVB	jedes T	jedes N	M1

Kurzfassung

TNM	**Corpus uteri**	FIGO
Tis	Carcinoma in situ	0
T1	Begrenzt auf Corpus	I
T1a	Cavum ≤ 8 cm	Ia
T1b	Cavum > 8 cm	Ib
T2	Ausbreitung auf Zervix	II
T3	Ausbreitung jenseits Uterus/ innerhalb kleinen Beckens	III
T4	Ausbreitung auf Schleimhaut von Harnblase/Rektum/jenseits kleines Becken	IVa
M1	Fernmetastasen	IVb

Ovar (ICD-O 183.0)

Die Definitionen der T-Kategorien entsprechen den verschiedenen von der FIGO akzeptierten Stadien. Beide Klassifikationen sind zum Vergleich aufgeführt.

Regeln zur Klassifikation

Histologische Diagnosesicherung ist zur Unterteilung der Fälle nach histologischem Typ erforderlich. In Übereinstimmung mit der FIGO wird eine vereinfachte Version der von der WHO vorgelegten histologischen Einteilung (International Histological Classification of Tumours No. 9, WHO, Geneva 1973) empfohlen. Zusätzlich sollte der Differenzierungsgrad dokumentiert werden.

Verfahren zur Bestimmung der T-, N- und M-Kategorien sind:

T-Kategorien:	klinische Untersuchung, bildgebende Verfahren, Laparoskopie und/oder chirurgische Exploration,
N-Kategorien:	klinische Untersuchung, bildgebende Verfahren, Laparoskopie und/oder chirurgische Exploration,
M-Kategorien:	klinische Untersuchung, bildgebende Verfahren, Laparoskopie und/oder chirurgische Exploration.

Regionäre Lymphknoten

Regionäre Lymphknoten sind die Lymphknoten an Aa. iliacae internae (hypogastricae, einschließlich Obturatorlymphknoten), communes und externae, weiter die lateralen sakralen, paraaortalen und inguinalen Lymphknoten.

TNM: Klinische Klassifikation

T - Primärtumor

TNM-Kategorien	FIGO-Stadien	
TX		Primärtumor kann nicht beurteilt werden.
T0		Kein Anhalt für Primärtumor.
T1	I	Tumor begrenzt auf Ovarien.
T1a	Ia	Tumor auf ein Ovar begrenzt; Kapsel intakt, kein Tumor auf der Oberfläche des Ovars.
T1b	Ib	Tumor auf beide Ovarien begrenzt; Kapsel intakt, kein Tumor auf der Oberfläche der beiden Ovarien.
T1c	Ic	Tumor begrenzt auf ein oder beide Ovarien mit Kapselruptur, Tumor an Ovaroberfläche oder maligne Zellen im Aszites oder bei Peritonealspülung.
T2	II	Tumor befällt ein oder beide Ovarien und breitet sich im Becken aus.
T2a	IIa	Ausbreitung auf und/oder Implantate an Uterus und/oder Tube(n).
T2b	IIb	Ausbreitung auf andere Beckengewebe.
T2c	IIc	Ausbreitung im Becken (2a oder 2b) und maligne Zellen im Aszites oder bei Peritonealspülung.
T3 und/oder N1	III	Tumor befällt ein oder beide Ovarien, mit mikroskopisch nachgewiesenen Peritonealmetastasen außerhalb des Beckens und/oder regionären Lymphknotenmetastasen.

TNM-Kategorien	FIGO-Stadien	
T3a	IIIa	Mikroskopische Peritonealmetastasen jenseits des Beckens.
T3b	IIIb	Makroskopische Peritonealmetastasen jenseits des Beckens, größte Ausdehnung 2 cm oder weniger.
T3c und/oder N1	IIIc	Peritonealmetastasen jenseits des Beckens, größte Ausdehnung mehr als 2 cm, und/oder regionäre Lymphknotenmetastasen.
M1	IV	Fernmetastasen (ausschließlich Peritonealmetastasen).

Anmerkung: Metastasen an der Leberkapsel entsprechen T3/Stadium III, Leberparenchymmetastasen M1/Stadium IV. Um einen Pleuraerguß als M1/Stadium IV zu klassifizieren, muß ein positiver zytologischer Befund vorliegen.

N - Regionäre Lymphknoten

NX Regionäre Lymphknoten können nicht beurteilt werden.
N0 Keine regionären Lymphknotenmetastasen.
N1 Regionäre Lymphknotenmetastasen.

M - Fernmetastasen

Siehe Definitionen S. 108.

pTNM: Pathologische Klassifikation

Die pT-, pN- und pM-Kategorien entsprechen den T-, N- und M-Kategorien.

G: Histopathologisches Grading

GX Differenzierungsgrad kann nicht beurteilt werden.
GB Borderline-Malignität.
G1 Gut differenziert.
G2 Mäßig differenziert.
G3-4 Schlecht differenziert/undifferenziert.

Stadiengruppierung

Stadium IA	T1a	N0	M0
Stadium IB	T1b	N0	M0
Stadium IC	T1c	N0	M0
Stadium IIA	T2a	N0	M0
Stadium IIB	T2b	N0	M0
Stadium IIC	T2c	N0	M0
Stadium IIIA	T3a	N0	M0
Stadium IIIB	T3b	N0	M0
Stadium IIIC	T3c	N0	M0
	jedes T	N1	M0
Stadium IV	jedes T	jedes N	M1

Kurzfassung

TNM	**Ovar**	FIGO
T1	Begrenzt auf Ovarien	I
T1a	Ein Ovar, Kapsel intakt	Ia
T1b	Beide Ovarien, Kapsel intakt	Ib
T1c	Kapselruptur, Tumor an Oberfläche, maligne Zellen in Aszites oder bei Peritonealspülung	Ic
T2	Ausbreitung im Becken	II
T2a	Uterus, Tube(n)	IIa
T2b	Andere Beckengewebe	IIb
T2c	Maligne Zellen in Aszites oder bei Peritonealspülung	IIc
T3 und/oder N1	Peritonealmetastasen jenseits Becken und/oder regionäre Lymphknotenmetastasen	III
T3a	Mikroskopische Peritonealmetastasen	IIIa
T3b	Makroskopische Peritonealmetastasen ≤2 cm	IIIb
T3c und/oder N1	Peritonealmetastase(n) >2 cm und/oder regionäre Lymphknotenmetastasen	IIIc
M1	Fernmetastasen (ausschließlich Peritonealmetastasen)	IV

Vagina (ICD-O 184.0)

Die Definitionen der T-Kategorien entsprechen den verschiedenen von der FIGO akzeptierten Stadien. Beide Klassifikationen sind zum Vergleich aufgeführt.

Regeln zur Klassifikation

Die Klassifikation gilt nur für primäre Karzinome. Tumoren, die sekundär in der Vagina auftreten und deren Ursprung entweder genital oder extragenital ist, sollen ausgeschlossen werden.

Ein Tumor, der sich auf die Portio ausdehnt und den äußeren Muttermund erreicht hat, soll den Zervixkarzinomen zugeordnet werden.

Ein Tumor, der die Vulva mitbefällt, soll als Karzinom der Vulva klassifiziert werden.

Histologische Diagnosesicherung ist erforderlich.

Verfahren zur Bestimmung der T-, N- und M-Kategorien sind:

T-Kategorien: klinische Untersuchung, Endoskopie und bildgebende Verfahren,

N-Kategorien: klinische Untersuchung und bildgebende Verfahren,

M-Kategorien: klinische Untersuchung und bildgebende Verfahren.

Regionäre Lymphknoten

Obere zwei Drittel der Vagina: Beckenlymphknoten.
Unteres Drittel der Vagina: inguinale Lymphknoten.

TNM: Klinische Klassifikation

T - Primärtumor

TNM-Kategorien	FIGO-Stadien	
TX		Primärtumor kann nicht beurteilt werden.
T0		Kein Anhalt für Primärtumor.
Tis	0	Carcinoma in situ.
T1	I	Tumor begrenzt auf die Vagina.
T2	II	Tumor infiltriert paravaginales Gewebe, aber nicht bis zur Beckenwand.
T3	III	Tumor erreicht die Beckenwand.
T4	IVa	Tumor infiltriert die *Mukosa* der Blase und/oder des Rektums und/oder überschreitet die Grenzen des kleinen Beckens. **Anmerkung:** Das Vorhandensein eines bullösen Ödems genügt nicht, um einen Tumor als T4 zu klassifizieren.
M1	IVb	Fernmetastasen

N - Regionäre Lymphknoten

NX Regionäre Lymphknoten können nicht beurteilt werden.
N0 Keine regionären Lymphknotenmetastasen.
Obere zwei Drittel:
N1 Beckenlymphknotenmetastasen.
Unteres Drittel:
N1 Unilaterale inguinale Lymphknotenmetastasen.
N2 Bilaterale inguinale Lymphknotenmetastasen.

M - Fernmetastasen

Siehe Definitionen S. 108.

pTNM: Pathologische Klassifikation

Die pT-, pN- und pM-Kategorien entsprechen den T-, N- und M-Kategorien.

G: Histopathologisches Grading

Siehe Definitionen S. 109.

Stadiengruppierung

Stadium 0	Tis	N0	M0
Stadium I	T1	N0	M0
Stadium II	T2	N0	M0
Stadium III	T1	N1	M0
	T2	N1	M0
	T3	N0, N1	M0
Stadium IVA	T1	N2	M0
	T2	N2	M0
	T3	N2	M0
	T4	jedes N	M0
Stadium IVB	jedes T	jedes N	M1

Kurzfassung

TNM	**Vagina**	FIGO
T1	Vaginalwand	I
T2	Paravaginales Gewebe, nicht bis Beckenwand	II
T3	Ausbreitung zur Beckenwand	III
T4	Schleimhaut von Blase/Rektum, jenseits Becken	IVa
obere zwei Drittel		
N1	Beckenlymphknoten	III
unteres Drittel		
N1	Unilateral inguinal	IVa
N2	Bilateral inguinal	IVa
M1	Fernmetastasen	IVb

Vulva (ICD-O 184.1–4)

Die Klassifikation der Karzinome der Vulva wird direkt von der FIGO übernommen. Obwohl sie mit den Prinzipien von TNM, wie sie bei anderen anatomischen Bezirken gelten, nicht übereinstimmt, wird sie dennoch im Geist der Vereinheitlichung akzeptiert, um die weltweite Sammlung vergleichbarer Daten zu erleichtern.

Regeln zur Klassifikation

Die Klassifikation gilt nur für primäre Karzinome. Histologische Diagnosesicherung ist erforderlich. Ein Karzinom der Vulva, das sich auf die Vagina ausbreitet, soll als Vulvakarzinom klassifiziert werden.

Verfahren zur Bestimmung der T-, N- und M-Kategorien sind:

T-Kategorien: klinische Untersuchung, Endoskopie und bildgebende Verfahren,
N-Kategorien: klinische Untersuchung und bildgebende Verfahren,
M-Kategorien: klinische Untersuchung und bildgebende Verfahren.

Regionäre Lymphknoten

Regionäre Lymphknoten sind die femoralen und inguinalen Lymphknoten sowie jene an den Aa. iliacae externae und internae (hypogastricae).

TNM: Klinische Klassifikation

T - Primärtumor

TX Primärtumor kann nicht beurteilt werden.
T0 Kein Anhalt für Primärtumor.
Tis Carcinoma in situ.

T1 Tumor beschränkt auf Vulva, 2 cm oder weniger in größter Ausdehnung.
T2 Tumor beschränkt auf Vulva, mehr als 2 cm in größter Ausdehnung.
T3 Tumor infiltriert Urethra, Vagina, Perineum oder Anus.
T4 Tumor infiltriert Schleimhaut der Harnblase oder des oberen Teils der Urethra oder des Rektums, oder Tumor ist an Knochen fixiert.

N - Regionäre Lymphknoten

NX Regionäre Lymphknoten können nicht beurteilt werden.
N0 Keine palpablen Lymphknoten.
N1 Lymphknoten in einer Leiste palpabel, nicht vergrößert, beweglich (klinisch nicht verdächtig auf Tumor).
N2 Lymphknoten in einer Leiste palpabel, vergrößert, derb und beweglich (klinisch verdächtig auf Tumor).
N3 Fixierte oder ulzerierte Lymphknoten.

M - Fernmetastasen

MX Das Vorliegen von Fernmetastasen kann nicht beurteilt werden.
M0 Klinisch keine Metastasen.
M1a Palpable tiefe Beckenlymphknoten.
M1b Andere Fernmetastasen.

G: Histopathologisches Grading

Siehe Definitionen S. 109.

Klinische Stadiengruppierung

Stadium 0	Tis	N0	M0
Stadium I	T1	N0, N1	M0
Stadium II	T2	N0, N1	M0
Stadium III	T1	N2	M0
	T2	N2	M0
	T3	N0, N1, N2	M0
Stadium IV	T4	jedes N	M0
	jedes T	N3	M0
	jedes T	jedes N	M1a, 1b

Kurzfassung

TNM	**Vulva**	FIGO
T1	≤ 2 cm	I
T2	> 2 cm	II
T3	Urethra/Vagina/Perineum/Anus	III
T4	Blasenschleimhaut/Schleimhaut obere Urethra/Rektumschleimhaut/Beckenknochen	IV
N1	Palpabel, kein klinischer Tumorverdacht	I oder II
N2	Palpabel, klinisch Tumorverdacht	III
N3	Fixiert oder ulzeriert	IV
M1a	Palpable tiefe Beckenlymphknoten	IV
M1b	Andere Fernmetastasen	IV

UROLOGISCHE TUMOREN

Einführende Bemerkungen

Folgende anatomische Bezirke werden klassifiziert:

Prostata
Hoden
Penis
Harnblase
Niere
Nierenbecken und Harnleiter
Harnröhre

Jeder Bezirk wird nach folgendem Schema beschrieben:

- Regeln zur Klassifikation mit den Verfahren für die Bestimmung der T-, N- und M-Kategorien. Zusätzliche Methoden zur Erhöhung der Genauigkeit der Bestimmung vor Behandlung können benutzt werden.
- Anatomische Bezirke und Unterbezirke, falls erforderlich.
- Regionäre Lymphknoten.
- TNM: Klinische Klassifikation.
- pTNM: Pathologische Klassifikation.
- G: Histopathologisches Grading.
- R-Klassifikation.
- Stadiengruppierung.
- Kurzfassung.

Zusätzliche Kennzeichen

Gegebenenfalls können das y-Symbol, das r-Symbol sowie der C-Faktor zusätzlich verwendet werden (s. S. 10 und 11).

Regionäre Lymphknoten

Die Definitionen der N-Kategorien für alle urologischen Lokalisationen mit Ausnahme des Penis sind:

N - Regionäre Lymphknoten

NX Regionäre Lymphknoten können nicht beurteilt werden.
N0 Keine regionären Lymphknotenmetastasen.
N1 Metastase in solitärem Lymphknoten, 2 cm oder weniger in größter Ausdehnung.
N2 Metastase(n) in solitärem Lymphknoten, mehr als 2 cm, aber nicht mehr als 5 cm in größter Ausdehnung, oder in multiplen Lymphknoten, keine mehr als 5 cm in größter Ausdehnung.
N3 Metastasen in Lymphknoten, mehr als 5 cm in größter Ausdehnung.

Fernmetastasen

Die Definitionen für die M-Kategorien für alle urologischen Tumoren sind:

M - Fernmetastasen

MX Das Vorliegen von Fernmetastasen kann nicht beurteilt werden.
M0 Keine Fernmetastasen.
M1 Fernmetastasen.

Die Kategorien M1 und pM1 können wie folgt spezifiziert werden:

Lunge	PUL	Knochenmark	MAR
Knochen	OSS	Pleura	PLE
Leber	HEP	Peritoneum	PER
Hirn	BRA	Haut	SKI
Lymphknoten	LYM	Andere Organe	OTH

Histopathologisches Grading

Die folgenden Definitionen der G-Kategorien gelten für alle urologischen Lokalisationen, ausgenommen Prostata und Hoden.

G: Histopathologisches Grading

GX Differenzierungsgrad kann nicht bestimmt werden.
G1 Gut differenziert.
G2 Mäßig differenziert.
G3-4 Schlecht differenziert/undifferenziert.

R-Klassifikation

Das Fehlen oder Vorhandensein von Residualtumor nach Behandlung kann durch das Symbol R beschrieben werden. Die folgenden Definitionen gelten für alle urologischen Lokalisationen:

RX Vorhandensein von Residualtumor kann nicht beurteilt werden.
R0 Kein Residualtumor.
R1 Mikroskopischer Residualtumor.
R2 Makroskopischer Residualtumor.

Prostata (ICD-O 185)

Regeln zur Klassifikation

Die Klassifikation gilt nur für Karzinome. Histologische Diagnosesicherung ist erforderlich.

Verfahren zur Bestimmung der T-, N- und M-Kategorien sind:

T-Kategorien: klinische Untersuchung, bildgebende Verfahren, Endoskopie und Biopsie,
N-Kategorien: klinische Untersuchung und bildgebende Verfahren,
M-Kategorien: klinische Untersuchung, bildgebende Verfahren, Skelettuntersuchungen und biochemische Tests.

Regionäre Lymphknoten

Regionäre Lymphknoten sind die Lymphknoten des kleinen Beckens, die im wesentlichen den Beckenlymphknoten unter der Bifurkation der Aa. iliacae communes entsprechen. Lateralität beeinflußt die N-Klassifikation nicht.

TNM: Klinische Klassifikation

T – Primärtumor

TX Primärtumor kann nicht beurteilt werden.
T0 Kein Anhalt für Primärtumor.

T1 Tumor ist zufälliger histologischer Befund (incidental carcinoma).

T1a Drei oder weniger mikroskopische Karzinomherde.

T1b Mehr als drei mikroskopische Karzinomherde.

T2 Tumor klinisch oder makroskopisch feststellbar, auf die Drüse begrenzt.

T2a Tumor 1,5 cm oder weniger in größter Ausdehnung, mit normalem Gewebe an zumindest drei Seiten.

T2b Tumor mehr als 1,5 cm in größter Ausdehnung, oder in mehr als einem Lappen.

T3 Tumor infiltriert in Apex der Prostata oder in die oder jenseits der Prostatakapsel oder in Blasenhals oder Samenblasen, ist jedoch nicht fixiert.

T4 Tumor ist fixiert oder infiltriert Nachbarstrukturen, die bei T3 nicht aufgeführt sind.

N - Regionäre Lymphknoten

Siehe Definitionen S. 132.

M - Fernmetastasen

Siehe Definitionen S. 132.

pTNM: Pathologische Klassifikation

Die pT-, pN- und pM-Kategorien entsprechen den T-, N- und M-Kategorien.

G: Histopathologisches Grading

GX Differenzierungsgrad kann nicht bestimmt werden.

G1 Gut differenziert, leichte Anaplasie.

G2 Mäßig differenziert, mäßige Anaplasie.

G3-4 Schlecht differenziert-undifferenziert, ausgeprägte Anaplasie.

Stadiengruppierung

Stadium 0	T1a	N0	M0	G1
	T2a	N0	M0	G1
Stadium I	T1a	N0	M0	G2, 3-4
	T2a	N0	M0	G2, 3-4
Stadium II	T1b	N0	M0	jedes G
	T2b	N0	M0	jedes G
Stadium III	T3	N0	M0	jedes G
Stadium IV	T4	N0	M0	jedes G
	jedes T	N1, N2, N3	M0	jedes G
	jedes T	jedes N	M1	jedes G

Kurzfassung

Prostata	
T1	„Incidental“
T1a	≤3 Herde
T1b	>3 Herde
T2	Klinisch oder makroskopisch, auf die Drüse begrenzt
T2a	≤1,5 cm
T2b	>1,5 cm/>ein Lappen
T3	Invasion des Apex der Prostata/jenseits der Kapsel/in Blasenhals/Samenblasen/nicht fixiert
T4	Fixiert oder Invasion anderer Nachbarstrukturen
N1	Solitär ≤2 cm
N2	Solitär >2 cm bis 5 cm, multipel ≤5 cm
N3	>5 cm

Hoden (ICD-O 186)

Regeln zur Klassifikation

Die Klassifikation erfaßt nur die Tumoren des Hodens, nicht die des Nebenhodens.

Histologische Diagnosesicherung ist zur Unterteilung der Fälle nach histologischem Typ erforderlich. Bei malignen Hodentumoren ist ein histopathologisches Grading nicht anwendbar. Maligne Lymphome werden hier nicht erfaßt.

Verfahren zur Bestimmung der N- und M-Kategorien sind:

N-Kategorien: klinische Untersuchung und bildgebende Verfahren,

M-Kategorien: klinische Untersuchung, bildgebende Verfahren und biochemische Tests.

Regionäre Lymphknoten

Regionäre Lymphknoten sind die abdominalen paraaortalen und parakavalen und die intrapelvinen Lymphknoten, nach skrotaler oder inguinaler Operation auch die inguinalen Lymphknoten. Lateralität beeinflußt die N-Klassifikation nicht.

TNM: Klinische Klassifikation

T - Primärtumor

Die Ausdehnung des Primärtumors wird nach radikaler Orchiektomie bestimmt (siehe pT). Falls keine radikale Orchiektomie vorgenommen wurde, findet das Symbol TX Anwendung.

N - Regionäre Lymphknoten

Siehe Definitionen S. 132.

M - Fernmetastasen

Siehe Definitionen S. 132.

pTNM: Pathologische Klassifikation

pT - Primärtumor

pTX Primärtumor kann nicht beurteilt werden.
pT0 Histologische Narbe oder kein Anhalt für Primärtumor.
pTis Intratubulärer Tumor: präinvasiver Krebs.

pT1 Tumor begrenzt auf den Hoden (einschließlich Rete testis).
pT2 Tumor infiltriert jenseits der Tunica albuginea oder in den Nebenhoden.
pT3 Tumor infiltriert Samenstrang.
pT4 Tumor infiltriert Skrotum.

pN - Regionäre Lymphknoten

Die pN-Kategorien entsprechen den N-Kategorien.

pM - Fernmetastasen

Die pM-Kategorien entsprechen den M-Kategorien.

Stadiengruppierung

Stadium 0	pTis	N0	M0
Stadium I	pT1	N0	M0
	pT2	N0	M0
Stadium II	pT3	N0	M0
	pT4	N0	M0
Stadium III	jedes pT	N1	M0
Stadium IV	jedes pT	N2, 3	M0
	jedes pT	jedes N	M1

Kurzfassung

Hoden	
pTis	Intratubulär
pT1	Hoden und Rete testis
pT2	Jenseits Tunica albuginea oder in Nebenhoden
pT3	Samenstrang
pT4	Skrotum
N1	Solitär ≤ 2 cm
N2	Solitär > 2 cm bis 5 cm, multipel ≤ 5 cm
N3	> 5 cm

Penis (ICD-O 187.1–4)

Regeln zur Klassifikation

Die Klassifikation gilt nur für Karzinome. Histologische Diagnosesicherung ist erforderlich.

Verfahren zur Bestimmung der T-, N- und M-Kategorien sind:

T-Kategorien: klinische Untersuchung und Endoskopie,
N-Kategorien: klinische Untersuchung und bildgebende Verfahren,
M-Kategorien: klinische Untersuchung und bildgebende Verfahren.

Anatomische Unterbezirke

1. Präputium (187.1)
2. Glans penis (187.2)
3. Penisschaft (187.3)

Regionäre Lymphknoten

Die regionären Lymphknoten sind die oberflächlichen und tiefen Leistenlymphknoten und die Beckenlymphknoten.

TNM: Klinische Klassifikation

T - Primärtumor

TX Primärtumor kann nicht beurteilt werden.
T0 Kein Anhalt für Primärtumor.
Tis Carcinoma in situ.
Ta Nichtinvasives verruköses Karzinom.

T1 Tumor infiltriert subepitheliales Bindegewebe.
T2 Tumor infiltriert Corpus spongiosum oder cavernosum.
T3 Tumor infiltriert Urethra oder Prostata.
T4 Tumor infiltriert andere Nachbarstrukturen.

N - Regionäre Lymphknoten

NX Regionäre Lymphknoten können nicht beurteilt werden.
N0 Keine regionären Lymphknotenmetastasen.
N1 Metastase in solitärem oberflächlichen Leistenlymphknoten.
N2 Metastasen in multiplen oder bilateralen oberflächlichen Leistenlymphknoten.
N3 Metastase(n) in tiefen Leisten- oder Beckenlymphknoten (uni- oder bilateral).

M - Fernmetastasen

Siehe Definitionen S. 132.

pTNM: Pathologische Klassifikation

Die pT-, pN- und pM-Kategorien entsprechen den T-, N- und M-Kategorien.

G: Histopathologisches Grading

Siehe Definitionen S. 133.

Stadiengruppierung

Stadium 0	Tis	N0	M0
	Ta	N0	M0
Stadium I	T1	N0	M0
Stadium II	T1	N1	M0
	T2	N0, N1	M0
Stadium III	T1	N2	M0
	T2	N2	M0
	T3	N0, N1, N2	M0
Stadium IV	T4	jedes N	M0
	jedes T	N3	M0
	jedes T	jedes N	M1

Kurzfassung

Penis	
Tis	In situ
Ta	Nichtinvasives verruköses Karzinom
T1	Subepitheliales Bindegewebe
T2	Corpus spongiosum, cavernosum
T3	Urethra, Prostata
T4	Andere Nachbarstrukturen
N1	Ein oberflächlicher Leistenlymphknoten
N2	Multiple oder bilaterale oberflächliche Leistenlymphknoten
N3	Tiefe Leisten- oder Beckenlymphknoten

Harnblase (ICD-O 188)

Regeln zur Klassifikation

Die Klassifikation gilt nur für Karzinome, Papillome sind ausgeschlossen.

Histologische oder zytologische Diagnosesicherung ist erforderlich.

Verfahren zur Bestimmung der T-, N- und M-Kategorien sind:

T-Kategorien:	klinische Untersuchung, bildgebende Verfahren, Endoskopie und Biopsie,
N-Kategorien:	klinische Untersuchung und bildgebende Verfahren,
M-Kategorien:	klinische Untersuchung und bildgebende Verfahren.

Regionäre Lymphknoten

Regionäre Lymphknoten sind die Lymphknoten des kleinen Beckens, die im wesentlichen den Beckenlymphknoten unter der Bifurkation der Aa. iliacae communes entsprechen. Lateralität beeinflußt die N-Klassifikation nicht.

TNM: Klinische Klassifikation

Der Zusatz (m) soll bei der entsprechenden T-Kategorie verwendet werden, um multiple Läsionen anzuzeigen. Der Zusatz (is) kann zu jeder T-Kategorie verwendet werden, um das Vorhandensein eines assoziierten Carcinoma in situ anzuzeigen.

T-Primärtumor

TX Primärtumor kann nicht beurteilt werden.
T0 Kein Anhalt für Primärtumor.
Tis Carcinoma in situ („flat tumour").
 Ta Nichtinvasives papilläres Karzinom.

T1 Tumor infiltriert subepitheliales Bindegewebe.
T2 Tumor infiltriert oberflächliche Muskulatur (innere Hälfte).
T3 Tumor infiltriert tiefe Muskulatur oder perivesikales Fettgewebe.
 T3a Tumor infiltriert tiefe Muskulatur (äußere Hälfte).
 T3b Tumor infiltriert perivesikales Fettgewebe.
T4 Tumor infiltriert Prostata oder Uterus oder Vagina oder Becken- oder Bauchwand.

Anmerkung: Wenn der Pathologiebefund eine Infiltration der Muskulatur nicht erwähnt, wird Invasion des subepithelialen Bindegewebes angenommen. Wenn die Tiefe der Muskelinvasion vom Operateur nicht angegeben ist, wird T2 klassifiziert.

N - **Regionäre Lymphknoten**

Siehe Definitionen S. 132.

M - **Fernmetastasen**

Siehe Definitionen S. 132.

pTNM: Pathologische Klassifikation

Die pT-, pN- und pM-Kategorien entsprechen den T-, N- und M-Kategorien.

G: Histopathologisches Grading

Siehe Definitionen S. 133.

Stadiengruppierung

Stadium 0	Tis	N0	M0
	Ta	N0	M0
Stadium I	T1	N0	M0
Stadium II	T2	N0	M0
Stadium III	T3a	N0	M0
	T3b	N0	M0
Stadium IV	T4	N0	M0
	jedes T	N1, 2, 3	M0
	jedes T	jedes N	M1

Kurzfassung

Harnblase	
Tis	In situ („flat tumour“)
Ta	Papillär nichtinvasiv
T1	Subepitheliales Bindegewebe
T2	Oberflächliche Muskulatur (innere Hälfte)
T3	Tiefe Muskulatur oder perivesikales Fettgewebe
T3a	Tiefe Muskulatur (äußere Hälfte)
T3b	Perivesikales Fettgewebe
T4	Prostata, Uterus, Vagina, Beckenwand, Bauchwand
N1	Solitär ≤2 cm
N2	Solitär >2 cm bis 5 cm, multipel ≤5 cm
N3	>5 cm

Niere (ICD-O 189.0)

Regeln zur Klassifikation

Die Klassifikation gilt nur für Nierenzellkarzinome. Adenome sind ausgeschlossen. Histologische Diagnosesicherung ist erforderlich.

Verfahren zur Bestimmung der T-, N- und M-Kategorien sind:

T-Kategorien: klinische Untersuchung und bildgebende Verfahren,
N-Kategorien: klinische Untersuchung und bildgebende Verfahren,
M-Kategorien: klinische Untersuchung und bildgebende Verfahren.

Regionäre Lymphknoten

Die regionären Lymphknoten sind die hilären sowie die abdominalen paraaortalen und paracavalen Lymphknoten. Lateralität beeinflußt die N-Klassifikation nicht.

TNM: Klinische Klassifikation

T - Primärtumor

TX Primärtumor kann nicht beurteilt werden.
T0 Kein Anhalt für Primärtumor.

T1 Tumor 2,5 cm oder weniger in größter Ausdehnung, begrenzt auf die Niere.
T2 Tumor mehr als 2,5 cm in größter Ausdehnung, begrenzt auf die Niere.

T3 Tumor breitet sich in größeren Venen aus oder infiltriert Nebenniere oder perirenales Gewebe, jedoch nicht jenseits der Gerota-Faszie.
- T3a Tumor infiltriert Nebenniere oder perirenales Gewebe, aber nicht jenseits der Gerota-Faszie.
- T3b Tumor mit makroskopischer Ausbreitung in Nierenvene(n) oder V. cava.

T4 Tumor infiltriert über die Gerota-Faszie hinaus.

N - Regionäre Lymphknoten

Siehe Definitionen S. 132.

M - Fernmetastasen

Siehe Definitionen S. 132.

pTNM: Pathologische Klassifikation

Die pT-, pN- und pM-Kategorien entsprechen den T-, N- und M-Kategorien.

G: Histopathologisches Grading

Siehe Definitionen S. 133.

Stadiengruppierung

Stadium I	T1	N0	M0
Stadium II	T2	N0	M0
Stadium III	T1	N1	M0
	T2	N1	M0
	T3a	N0, 1	M0
	T3b	N0, 1	M0
Stadium IV	T4	jedes N	M0
	jedes T	N2, 3	M0
	jedes T	jedes N	M1

Kurzfassung

Niere	
T1	≤2,5 cm/begrenzt auf Niere
T2	>2,5 cm/begrenzt auf Niere
T3	In größeren Venen oder perirenale Invasion
T4	Jenseits Gerota-Faszie
N1	Solitär ≤2 cm
N2	Solitär >2 cm bis 5 cm, multipel ≤5 cm
N3	>5 cm

Nierenbecken und Harnleiter (ICD-O 189.1,2)

Regeln zur Klassifikation

Die Klassifikation gilt nur für Karzinome. Papillome sind ausgeschlossen. Histologische oder zytologische Diagnosesicherung ist erforderlich.

Verfahren zur Bestimmung der T-, N- und M-Kategorien sind:

T-Kategorien:	klinische Untersuchung, bildgebende Verfahren und Endoskopie,
N-Kategorien:	klinische Untersuchung und bildgebende Verfahren,
M-Kategorien:	klinische Untersuchung und bildgebende Verfahren.

Anatomische Bezirke

1. Nierenbecken (189.1)
2. Harnleiter (189.2)

Regionäre Lymphknoten

Die regionären Lymphknoten sind die hilären, abdominalen paraaortalen, paracavalen und intrapelvinen Lymphknoten. Lateralität beeinflußt die N-Klassifikation nicht.

TNM: Klinische Klassifikation

T - Primärtumor

TX Primärtumor kann nicht beurteilt werden.
T0 Kein Anhalt für Primärtumor.
Tis Carcinoma in situ.
Ta Papilläres nichtinvasives Karzinom.

T1 Tumor infiltriert subepitheliales Bindegewebe.
T2 Tumor infiltriert Muskularis.
T3 Tumor infiltriert jenseits der Muskularis in periureterales oder peripelvines Fettgewebe oder Nierenparenchym.
T4 Tumor infiltriert Nachbarorgane oder durch die Niere in das perirenale Fettgewebe.

N - Regionäre Lymphknoten

Siehe Definitionen S. 132.

M - Fernmetastasen

Siehe Definitionen S. 132.

pTNM: Pathologische Klassifikation

Die pT-, pN- und pM-Kategorien entsprechen den T-, N- und M-Kategorien.

G: Histopathologisches Grading

Siehe Definitionen S. 133.

Stadiengruppierung

Stadium 0	Tis	N0	M0
	Ta	N0	M0
Stadium I	T1	N0	M0
Stadium II	T2	N0	M0
Stadium III	T3	N0	M0
Stadium IV	T4	N0	M0
	jedes T	N1, 2, 3	M0
	jedes T	jedes N	M1

Kurzfassung

Nierenbecken, Harnleiter	
Tis	In situ
Ta	Nichtinvasiv papillär
T1	Subepitheliales Bindegewebe
T2	Muskulatur
T3	Jenseits Muskulatur
T4	Nachbarorgane, perirenales Fettgewebe
N1	Solitär ≤2 cm
N2	Solitär >2 cm bis 5 cm, multipel ≤5 cm
N3	>5 cm

Harnröhre (ICD-O 189.3)

Regeln zur Klassifikation

Die Klassifikation gilt nur für Karzinome. Histologische oder zytologische Diagnosesicherung ist erforderlich.

Verfahren zur Bestimmung der T-, N- und M-Kategorien sind:

T-Kategorien: klinische Untersuchung, bildgebende Verfahren, Endoskopie und Biopsie,
N-Kategorien: klinische Untersuchung und bildgebende Verfahren,
M-Kategorien: klinische Untersuchung und bildgebende Verfahren.

Regionäre Lymphknoten

Die regionären Lymphknoten sind die Leisten- und Beckenlymphknoten. Lateralität beeinflußt nicht die N-Klassifikation.

TNM: Klinische Klassifikation

T - Primärtumor

TX Primärtumor kann nicht beurteilt werden.
T0 Kein Anhalt für Primärtumor.
Tis Carcinoma in situ.
  Ta Nichtinvasives papilläres, polypoides oder verruköses Karzinom.
T1 Tumor infiltriert subepitheliales Bindegewebe.
T2 Tumor infiltriert Corpus spongiosum oder Prostata oder periurethrale Muskulatur.

T3 Tumor infiltriert Corpus cavernosum oder über Prostatakapsel hinaus oder in vordere Vagina oder in Blasenhals.
T4 Tumor infiltriert andere Nachbarorgane.

N - Regionäre Lymphknoten

Siehe Definitionen S. 132.

M - Fernmetastasen

Siehe Definitionen S. 132.

pTNM: Pathologische Klassifikation

Die pT-, pN- und pM-Kategorien entsprechen den T-, N- und M-Kategorien.

G: Histopathologisches Grading

Siehe Definitionen S. 133.

Stadiengruppierung

Stadium 0	Tis	N0	M0
	Ta	N0	M0
Stadium I	T1	N0	M0
Stadium II	T2	N0	M0
Stadium III	T1	N1	M0
	T2	N1	M0
	T3	N0, 1	M0
Stadium IV	T4	N0, 1	M0
	jedes T	N2, 3	M0
	jedes T	jedes N	M1

Kurzfassung

Urethra	
Tis	In situ
Ta	Nichtinvasives papilläres, polypoides oder verruköses Karzinom
T1	Subepitheliales Bindegewebe
T2	Corpus spongiosum, Prostata, periurethrale Muskulatur
T3	Corpus cavernosum, jenseits Prostatakapsel, Vaginalvorderwand, Blasenhals
T4	Andere Nachbarorgane
N1	Solitär ≤ 2 cm
N2	Solitär > 2 cm bis 5 cm, multipel ≤ 5 cm
N3	> 5 cm

AUGENTUMOREN

Einführende Bemerkungen

Tumoren des Auges und seiner Anhangsstrukturen sind eine nicht homogene Gruppe, welche Karzinome, Melanome, Sarkome und Retinoblastome einschließt. Aus klinischen Gründen soll die Klassifikation in einem Kapitel dargestellt werden.

Tumoren folgender anatomischer Bezirke werden klassifiziert:

Augenlid
Konjunktiva
Uvea
Retina
Orbita
Tränendrüsen

Für histologische Nomenklatur und diagnostische Kriterien wird die WHO-Klassifikation (International Histological Classification of Tumours No. 24, WHO, Geneva 1980) empfohlen.

Jeder anatomische Bezirk wird nach folgendem Schema beschrieben:

- Regeln für die Klassifikation mit Verfahren zur Bestimmung der T-, N- und M-Kategorien.
- Anatomische Bezirke, falls erforderlich.
- Regionäre Lymphknoten.
- TNM: Klinische Klassifikation.
- pTNM: Pathologische Klassifikation.
- G: Histopathologisches Grading, falls anwendbar.
- Stadiengruppierung, falls anwendbar.
- Kurzfassung.

Zusätzliche Kennzeichen

Gegebenenfalls können das y-Symbol, das r-Symbol sowie der C-Faktor zusätzlich verwendet werden (s. S. 10 und 11).

Regionäre Lymphknoten

Die Definitionen der N-Kategorien für alle Augentumoren mit Ausnahme des malignen Melanoms der Augenlider sind:

N - Regionäre Lymphknoten

NX Regionäre Lymphknoten können nicht beurteilt werden.
N0 Keine regionären Lymphknotenmetastasen.
N1 Regionäre Lymphknotenmetastasen.

Fernmetastasen

Die Definitionen der M-Kategorien für alle Augentumoren mit Ausnahme des malignen Melanoms der Augenlider sind:

M - Fernmetastasen

MX Das Vorliegen von Fernmetastasen kann nicht beurteilt werden.
M0 Keine Fernmetastasen.
M1 Fernmetastasen.

Die Kategorien M1 und pM1 können wie folgt spezifiziert werden:

Lunge	PUL	Knochenmark	MAR
Knochen	OSS	Pleura	PLE
Leber	HEP	Peritoneum	PER
Hirn	BRA	Haut	SKI
Lymphknoten	LYM	Andere Organe	OTH

Histopathologisches Grading

Die folgenden Definitionen der G-Kategorien gelten für Karzinome der Augenlider und der Konjunktiva sowie für Sarkome der Orbita.

G: Histopathologisches Grading

GX Differenzierungsgrad kann nicht bestimmt werden.
G1 Gut differenziert.
G2 Mäßig differenziert.
G3 Schlecht differenziert.
G4 Undifferenziert.

R-Klassifikation

Das Fehlen oder Vorhandensein von Residualtumor nach Behandlung kann durch das Symbol R beschrieben werden. Die Definitionen der R-Klassifikation gelten für alle Augentumoren:

RX Vorhandensein von Residualtumor kann nicht beurteilt werden.
R0 Kein Residualtumor
R1 Mikroskopischer Residualtumor.
R2 Makroskopischer Residualtumor.

Karzinom des Augenlids (ICD-O 173.1)

Regeln zur Klassifikation

Die Klassifikation gilt nur für Karzinome.

Histologische Diagnosesicherung ist erforderlich, um eine Unterteilung der Fälle nach histologischem Typ, z. B. Basalzell-, Plattenepithel- und Talgdrüsenkarzinom zu ermöglichen.

Verfahren zur Bestimmung der T-, N- und M-Kategorien sind:

T-Kategorien: klinische Untersuchung,
N-Kategorien: klinische Untersuchung,
M-Kategorien: klinische Untersuchung und bildgebende Verfahren.

Regionäre Lymphknoten

Die regionären Lymphknoten sind die präaurikulären, submandibulären und Halslymphknoten.

TNM: Klinische Klassifikation

T - Primärtumor

TX Primärtumor kann nicht beurteilt werden.
T0 Kein Anhalt für Primärtumor.
Tis Carcinoma in situ.

T1 Tumor jeder Größe, ohne Invasion des Tarsus; oder bei Lokalisation am Lidrand größte Ausdehnung 5 mm oder weniger.

T2 Tumor infiltriert Tarsus; oder bei Lokalisation am Lidrand größte Ausdehnung mehr als 5 mm, aber nicht mehr als 10 mm.

T3 Tumor befällt das Augenlid in voller Dicke; oder bei Lokalisation am Lidrand größte Ausdehnung mehr als 10 mm.

T4 Tumor infiltriert Nachbarstrukturen.

N - Regionäre Lymphknoten

Siehe Definitionen S. 156.

M - Fernmetastasen

Siehe Definitionen S. 156.

pTNM: Pathologische Klassifikation

Die pT-, pN- und pM-Kategorien entsprechen den T-, N- und M-Kategorien.

G: Histopathologisches Grading

Siehe Definitionen S. 157.

Stadiengruppierung

Eine Stadiengruppierung wird derzeit nicht empfohlen.

Kurzfassung

Augenlid/Karzinom	
T1	Nicht in Tarsus, Lidrand: ≤5 mm
T2	In Tarsus, Lidrand: >5 mm bis 10 mm
T3	Volle Dicke Lidrand: >10 mm
T4	Nachbarstrukturen
N1	Regionär

Malignes Melanom des Augenlids (ICD-O 173.1)

Regeln zur Klassifikation

Die Klassifikation ist identisch jener für maligne Melanome der Haut (S. 95).

Histologische Diagnosesicherung ist erforderlich.

Verfahren zur Bestimmung der N- und M-Kategorien sind:

N-Kategorien: klinische Untersuchung,
M-Kategorien: klinische Untersuchung und bildgebende Verfahren.

Regionäre Lymphknoten

Die regionären Lymphknoten sind die präaurikulären, submandibulären und Halslymphknoten.

TNM: Klinische Klassifikation

T - Primärtumor

Die Ausbreitung des Tumors wird nach Exzision klassifiziert (siehe pT).

N - Regionäre Lymphknoten

NX Regionäre Lymphknoten können nicht beurteilt werden.
N0 Keine regionären Lymphknotenmetastasen.
N1 Metastase(n) 3 cm oder weniger in größter Ausdehnung in irgendeinem regionären Lymphknoten.

N2 Metastase(n) mehr als 3 cm in größter Ausdehnung in irgendeinem regionären Lymphknoten und/oder In-transit-Metastase(n).

- N2a Metastase(n) mehr als 3 cm in größter Ausdehnung.
- N2b In-transit-Metastase(n).
- N2c Metastase(n) mehr als 3 cm in größter Ausdehnung und In-transit-Metastase(n).

Anmerkungen: In-transit-Metastasen sind Metastasen der Haut oder Subkutis, die mehr als 2 cm vom Primärtumor entfernt, aber nicht jenseits der regionären Lymphknoten liegen.

M - Fernmetastasen

MX Das Vorliegen von Fernmetastasen kann nicht beurteilt werden.

M0 Keine Fernmetastasen

M1 Fernmetastasen.

- M1a Befall von Haut, Subkutis oder Lymphknoten jenseits der regionären Lymphknoten
- M1b Viszerale Metastasen.

pTNM: Pathologische Klassifikation

pT - Primärtumor

pTX Primärtumor kann nicht beurteilt werden.

pT0 Kein Primärtumor.

pTis Melanoma in situ (Clark-Level I): atypische Melanozytenhyperplasie, schwere Melanozytendysplasie, keine invasive maligne Läsion.

pT1 Tumor nicht dicker als 0,75 mm und mit Infiltration des Stratum papillare (Clark-Level II).

pT2 Tumor hat eine Dicke von mehr als 0,75 mm, aber nicht mehr als 1,5 mm und/oder infiltriert bis zur Grenze zwischen Stratum papillare und Stratum reticulare (Clark-Level III).

pT3 Tumor hat eine Dicke von mehr als 1,5 mm, aber nicht mehr als 4,0 mm und/oder infiltriert das Stratum reticulare (Clark-Level IV).

pT3a Tumordicke mehr als 1,5 mm, aber nicht mehr als 3,0 mm.

pT3b Tumordicke mehr als 3,0 mm, aber nicht mehr als 4,0 mm.

pT4 Tumor hat eine Dicke von mehr als 4,0 mm und/oder infiltriert in die Subkutis (Clark-Level V) und/oder Satellit(en) innerhalb 2 cm vom Primärtumor.

pT4a Tumordicke mehr als 4,0 mm und/oder Infiltration der Subkutis (Clark-Level V).

pT4b Satellit(en) innerhalb 2 cm vom Primärtumor.

Anmerkung: Bei Diskrepanzen zwischen Tumordicke und Level richtet sich die pT-Kategorie nach dem jeweils ungünstigsten Befund.

pN - Regionäre Lymphknoten

Die pN-Kategorien entsprechen den N-Kategorien.

pM - Fernmetastasen

Die pM-Kategorien entsprechen den M-Kategorien.

Stadiengruppierung

Stadium I	pT1	N0	M0
	pT2	N0	M0
Stadium II	pT3	N0	M0
Stadium III	pT4	N0	M0
	jedes pT	N1, N2	M0
Stadium IV	jedes pT	jedes N	M1

Kurzfassung

Augenlid/Malignes Melanom		
pT1	≤0,75 mm	Level II
pT2	>0,75 bis 1,5 mm	Level III
pT3	>1,5 bis 4 mm	Level IV
pT4	>4,0 mm/Satellit(en)	Level V
N1	Regionär	
N2	Regionär >3 cm und/oder In-transit-Metastase(n)	

Karzinom der Konjunktiva (ICD-O 190.3)

Regeln zur Klassifikation

Histologische Diagnosesicherung ist erforderlich, um eine Unterteilung der Fälle nach dem histologischen Typ, z.B. Mukoepidermoid- und Plattenepithelkarzinom, zu ermöglichen.

Verfahren zur Bestimmung der T-, N- und M-Kategorien sind:

T-Kategorien: klinische Untersuchung,
N-Kategorien: klinische Untersuchung,
M-Kategorien: klinische Untersuchung und bildgebende Verfahren.

Regionäre Lymphknoten

Die regionären Lymphknoten sind die präaurikulären, submandibulären und Halslymphknoten.

TNM: Klinische Klassifikation

T - Primärtumor

TX Primärtumor kann nicht beurteilt werden.
T0 Kein Anhalt für Primärtumor,
Tis Carcinoma in situ.

T1 Tumor 5 mm oder weniger in größter Ausdehnung.
T2 Tumor mehr als 5 mm in größter Ausdehnung, ohne Infiltration von Nachbarstrukturen.
T3 Tumor infiltriert Nachbarstrukturen außer Orbita.
T4 Tumor infiltriert Orbita.

N - Regionäre Lymphknoten

Siehe Definitionen S. 156.

M - Fernmetastasen

Siehe Definitionen S. 156.

pTNM: Pathologische Klassifikation

Die pT-, pN- und pM-Kategorien entsprechen den T-, N- und M-Kategorien.

G: Histopathologisches Grading

Siehe Definitionen S. 157.

Stadiengruppierung

Eine Stadiengruppierung wird derzeit nicht empfohlen.

Kurzfassung

Konjunktiva/Karzinom	
T1	≤5 mm
T2	>5 mm ohne Infiltration von Nachbarstrukturen
T3	Nachbarstrukturen
T4	Orbita
N1	Regionär

Malignes Melanom der Konjunktiva (ICD-O 190.3)

Regeln zur Klassifikation

Histologische Diagnosesicherung ist erforderlich. Der Tumor soll von einer nicht neoplastischen Pigmentation unterschieden werden. Die primäre erworbene Melanose soll unter der Kategorie T0 klassifiziert werden, im Falle einer histologischen und/oder zytologischen Bestätigung jedoch unter G0.

Verfahren zur Bestimmung der T-, N- und M-Kategorien sind:

T-Kategorien:	klinische Untersuchung,
N-Kategorien:	klinische Untersuchung,
M-Kategorien:	klinische Untersuchung und bildgebende Verfahren.

Regionäre Lymphknoten

Die regionären Lymphknoten sind die präaurikulären, submandibulären und Halslymphknoten.

TNM: Klinische Klassifikation

T - Primärtumor

TX Primärtumor kann nicht beurteilt werden.
T0 Kein Anhalt für Primärtumor.

T1 Tumor(en) der Conjunctiva bulbi, einen Quadranten oder weniger einnehmend.

T2 Tumor(en) der Conjunctiva bulbi, mehr als einen Quadranten einnehmend.

T3 Tumor(en) des Fornix der Konjunktiva und/oder der Lidkonjunktiva und/oder der Karunkel.
T4 Tumor mit Infiltration von Augenlid, Hornhaut und/oder Orbita.

N - Regionäre Lymphknoten

Siehe Definitionen S. 156.

M - Fernmetastasen

Siehe Definitionen S. 156.

pTNM: Pathologische Klassifikation

pT - Primärtumor

pTX Primärtumor kann nicht beurteilt werden.
pT0 Kein Anhalt für Primärtumor.

pT1 Tumor(en) der Bulbuskonjunktiva, einen Quadranten oder weniger einnehmend, *und* 2 mm oder weniger dick.
pT2 Tumor(en) der Bulbuskonjunktiva, mehr als einen Quadranten einnehmend, *und* 2 mm oder weniger dick.
pT3 Tumor(en) des Fornix der Konjunktiva und/oder der Lidkonjunktiva und/oder der Karunkel oder Tumor der Bulbuskonjunktiva, mehr als 2 mm dick.
pT4 Tumor mit Infiltration von Augenlid, Hornhaut und/oder Orbita.

pN - Regionäre Lymphknoten

Die pN-Kategorien entsprechen den N-Kategorien.

pM - Fernmetastasen

Die pM-Kategorien entsprechen den M-Kategorien.

G: Histopathologisches Grading

GX Differenzierungsgrad kann nicht bestimmt werden.
G0 Primäre erworbene Melanose.
G1 Malignes Melanom auf dem Boden eines Nävus.
G2 Malignes Melanom auf dem Boden einer primären erworbenen Melanose.
G3 Malignes Melanom de novo.

Stadiengruppierung

Eine Stadiengruppierung wird derzeit nicht empfohlen.

Kurzfassung

Konjunktiva/Malignes Melanom			
T1	Bulbuskonjunktiva ≤1 Quadrant	pT1	T1 ≤ 2 mm dick
T2	Bulbuskonjunktiva >1 Quadrant	pT2	T2 ≤ 2 mm dick
T3	Fornix Lidkonjunktiva Karunkel	pT3	T1 oder T2 > 2 mm dick und/oder T3
T4	Infiltration von Augenlid, Hornhaut und/oder Orbita	pT4	T4
N1	Regionär	pN1	Regionär

Uveamelanom (ICD-O 190.0, 190.6)

Regeln zur Klassifikation

Histologische Diagnosesicherung ist erforderlich.

Verfahren zur Bestimmung der T-, N- und M-Kategorien sind:

T-Kategorien:	klinische Untersuchung. Zusätzliche Methoden wie Fluorescein-Angiographie und Isotopenuntersuchung können die Genauigkeit der Beurteilung erhöhen.
N-Kategorien:	klinische Untersuchung,
M-Kategorien:	klinische Untersuchung und bildgebende Verfahren.

Regionäre Lymphknoten

Die regionären Lymphknoten sind die präaurikulären, submandibulären und Halslymphknoten.

Anatomische Bezirke

1. Iris	190.0
2. Ziliarkörper	190.0
3. Chorioidea	190.6

TNM: Klinische Klassifikation

T - Primärtumor

TX Primärtumor kann nicht beurteilt werden.
T0 Kein Anhalt für Primärturmor.

Iris

T1 Tumor begrenzt auf Iris.
T2 Tumor befällt einen Quadranten oder weniger, mit Infiltration in den vorderen Kammerwinkel.
T3 Tumor befällt mehr als einen Quadranten, mit Infiltration in den vorderen Kammerwinkel.
T4 Tumor mit extraokulärer Ausbreitung.

Ziliarkörper

T1 Tumor begrenzt auf Ziliarkörper.
T2 Tumor infiltriert in vordere Augenkammer und/oder Iris.
T3 Tumor infiltriert Chorioidea.
T4 Tumor mit extraokulärer Ausbreitung.

Chorioidea

T1 Tumor 10 mm oder weniger in größter Ausdehnung und mit Erhabenheit von 3 mm oder weniger[1].
  T1a Tumor 7 mm oder weniger in größter Ausdehnung und mit Erhabenheit von 2 mm oder weniger.
  T1b Tumor mehr als 7 mm, aber nicht mehr als 10 mm in größter Ausdehnung und mit Erhabenheit von mehr als 2 mm, aber nicht mehr als 3 mm.
T2 Tumor mehr als 10 mm, aber nicht mehr als 15 mm in größter Ausdehnung und mit Erhabenheit von mehr als 3 mm, aber nicht mehr als 5 mm[1].
T3 Tumor mehr als 15 mm in größter Ausdehnung und mit Erhabenheit von mehr als 5 mm[1].
T4 Tumor mit extraokulärer Ausbreitung.

Anmerkung: [1]Bei Diskrepanzen zwischen größtem Durchmesser und Erhabenheit soll die höchste Kategorie zur Klassifikation verwendet werden. Die Tumorbasis kann in Pupillendurchmessern geschätzt werden, wobei ein Pupillendurchmesser im Durchschnitt 1,5 mm entspricht; die Schätzung der Erhabenheit kann in Dioptrien erfolgen, wobei durchschnittlich 3 Dioptrien 1 mm entsprechen; andere Techniken wie Ultrasonographie und Computerstereometrie können genauere Meßwerte ergeben.

N - Regionäre Lymphknoten

Siehe Definitionen S. 156.

M - Fernmetastasen

Siehe Definitionen S. 156.

pTNM: Pathologische Klassifikation

Die pT-, pN- und pM-Kategorien entsprechen den T-, N- und M-Kategorien.

G: Histopathologisches Grading

GX Differenzierungsgrad kann nicht beurteilt werden.
G1 Spindelzelliges Melanom.
G2 Gemischtzelliges Melanom.
G3 Epitheloidzelliges Melanom.

Stadiengruppierung

Wenn mehr als eine Struktur der Uvea befallen ist, soll die Klassifikation der am stärksten beteiligten Struktur verwendet werden.

Iris und Ziliarkörper

Stadium I	T1	N0	M0
Stadium II	T2	N0	M0
Stadium III	T3	N0	M0
Stadium IVA	T4	N0	M0
Stadium IVB	jedes T	N1	M0
	jedes T	jedes N	M1

Chorioidea

Stadium IA	T1a	N0	M0
Stadium IB	T1b	N0	M0
Stadium II	T2	N0	M0
Stadium III	T3	N0	M0
Stadium IVA	T4	N0	M0
Stadium IVB	jedes T	N1	M0
	jedes T	jedes N	M1

Kurzfassung

Iris/Malignes Melanom	
T1	Iris
T2	≤1 Quadrant mit Infiltration in Kammerwinkel
T3	>1 Quadrant mit Infiltration in Kammerwinkel
T4	Extraokuläre Ausbreitung
Ziliarkörper/Malignes Melanom	
T1	Ziliarkörper
T2	Infiltration in vordere Kammer und/oder Iris
T3	Infiltration in Chorioidea
T4	Extraokuläre Ausbreitung
Chorioidea/Malignes Melanom	
T1	≤10 mm größte Ausdehnung, ≤3 mm Erhabenheit
T1a	≤7 mm größte Ausdehnung, ≤2 mm Erhabenheit
T1b	>7 mm bis 10 mm größte Ausdehnung, >2 mm bis 3 mm Erhabenheit
T2	>10 mm bis 15 mm größte Ausdehnung, >3 mm bis 5 mm Erhabenheit
T3	>15 mm größte Ausdehnung oder >5 mm Erhabenheit
T4	Extraokuläre Ausbreitung
Alle Bezirke	
N1	Regionär

Retinoblastom (ICD-O 190.5)

Regeln zur Klassifikation

Jedes Auge soll gesondert klassifiziert werden. Die Klassifikation gilt nicht für Fälle mit kompletter spontaner Tumorregression. Histologische Diagnosesicherung am enukleierten Auge ist erforderlich.

Verfahren zur Bestimmung der T-, N- und M-Kategorien sind:

T-Kategorien:	klinische Untersuchung und bildgebende Verfahren.
N-Kategorien:	klinische Untersuchung,
M-Kategorien:	klinische Untersuchung und bildgebende Verfahren. Knochenmark- und Liquoruntersuchungen können die Genauigkeit der Beurteilung erhöhen.

Regionäre Lymphknoten

Die regionären Lymphknoten sind die präaurikulären, submandibulären und zervikalen Lymphknoten.

TNM: Klinische Klassifikation

T – Primärtumor

Das Ausmaß des Retinabefalls wird als Prozentsatz dokumentiert.

TX Primärtumor kann nicht beurteilt werden.
T0 Kein Anhalt für Primärtumor.

T1 Tumor(en) begrenzt auf 25% der Retina oder weniger.

T2 Tumorbefall von mehr als 25%, aber nicht mehr als 50% der Retina.

T3 Tumorbefall von mehr als 50% der Retina und/oder Infiltration jenseits der Retina, aber noch intraokular.

- T3a Tumorbefall von mehr als 50% der Retina und/oder Tumorzellen im Glaskörper.
- T3b Tumorbefall der Papille.
- T3c Tumorbefall von vorderer Kammer und/oder Uvea.

T4 Tumor mit extraokulärer Infiltration.

- T4a Tumor infiltriert retrobulbären N. opticus.
- T4b Sonstige extraokuläre Ausbreitung.

Anmerkung: Die nachfolgenden Suffixe können den entsprechenden T-Kategorien beigefügt werden:
(m) um multiple Tumoren anzuzeigen, z. B. T2 (m),
(f) um Fälle mit bekannter Familienanamnese anzuzeigen,
(d) um diffusen Netzhautbefall ohne Bildung einer umschriebenen Tumormasse anzuzeigen.

N - Regionäre Lymphknoten

Siehe Definitionen S. 156.

M - Fernmetastasen

Siehe Definitionen S. 156.

pTNM: Pathologische Klassifikation

pT - Primärtumor

pTX Primärtumor kann nicht beurteilt werden.
pT0 Kein Anhalt für Primärtumor.

pT1 Entspricht T1.
pT2 Entspricht T2.

pT3 Entspricht T3.
- pT3a Entspricht T3a.
- pT3b Tumor infiltriert N. opticus bis zur Lamina cribrosa.
- pT3c Tumor in vorderer Kammer und/oder Infiltration der Uvea mit Verdickung und/oder intrasklerale Infiltration.

pT4 Entspricht T4.
- pT4a Intraneuraler Tumor jenseits der Lamina cribrosa, aber nicht an der Resektionslinie.
- pT4b Tumor an der Resektionslinie oder sonstige extraokuläre Ausbreitung.

pN - Regionäre Lymphknoten

Die pN-Kategorien entsprechen den N-Kategorien.

pM - Fernmetastasen

Die pM-Kategorien entsprechen den M-Kategorien.

Stadiengruppierung

Stadium IA	T1	N0	M0
Stadium IB	T2	N0	M0
Stadium IIA	T3a	N0	M0
Stadium IIB	T3b	N0	M0
Stadium IIC	T3c	N0	M0
Stadium IIIA	T4a	N0	M0
Stadium IIIB	T4b	N0	M0
Stadium IV	jedes T	N1	M0
	jedes T	jedes N	M1

Kurzfassung

TNM	Retinoblastom		pTNM
T1	≤25% der Retina		pT1
T2	>25% bis 50% der Retina		pT2
T3	>50% der Retina und/oder intraokulär jenseits der Retina		pT3
T3a	>50% der Retina und/oder Tumorzellhaufen im Glaskörper		pT3a
T3b	Papille	Nervus opticus bis zur Lamina cribrosa	pT3b
T3c	Vordere Kammer und/oder Uvea	Vordere Kammer und/oder Uvea und/oder intraskleral	pT3c
T4	Extraokulär		pT4
T4a	Nervus opticus	Jenseits Lamina cribrosa, aber nicht an Resektionslinie	pT4a
T4b	Sonst extraokulär	Sonst extraokulär und/oder an Resektionslinie	pT4b
N1	Regionär		pN1

Orbitasarkom (ICD-O 190.1)

Regeln zur Klassifikation

Die Klassifikation gilt nur für Sarkome der Weichteile und Knochen.

Histologische Diagnosesicherung ist zur Unterteilung der Fälle nach histologischem Typ erforderlich.

Verfahren zur Bestimmung der T-, N- und M-Kategorien sind:

T-Kategorien: klinische Untersuchung,
N-Kategorien: klinische Untersuchung,
M-Kategorien: klinische Untersuchung und bildgebende Verfahren.

Regionäre Lymphknoten

Die regionären Lymphknoten sind die präaurikulären, submandibulären und Halslymphknoten.

TNM: Klinische Klassifikation

T - Primärtumor

TX Primärtumor kann nicht beurteilt werden.
T0 Kein Anhalt für Primärtumor.

T1 Tumor 15 mm oder weniger in größter Ausdehnung.
T2 Tumor mehr als 15 mm in größter Ausdehnung.
T3 Tumor jeder Größe mit diffuser Infiltration des Orbitalgewebes und/oder der knöchernen Wände der Orbita.
T4 Tumor infiltriert über die Orbita hinaus zu den benachbarten Nebenhöhlen und/oder in Schädelhöhle.

N - Regionäre Lymphknoten

Siehe Definitionen S. 156.

M - Fernmetastasen

Siehe Definitionen S. 156.

pTNM: Pathologische Klassifikation

Die pT-, pN- und pM-Kategorien entsprechen den T-, N- und M-Kategorien.

Das histopathologische Grading des Tumors soll dokumentiert werden (s. S. 157); es kann einen Einfluß auf das Stadium dieser Tumoren besitzen. Eine Stadiengruppierung wird derzeit jedoch nicht empfohlen.

Kurzfassung

Orbitasarkom	
T1	≤ 15 mm
T2	> 15 mm
T3	Infiltration von Orbitalgewebe, Orbitalwand
T4	Infiltration jenseits Orbita
N1	Regionär

Karzinom der Tränendrüsen (ICD-O 190.2)

Regeln zur Klassifikation

Histologische Diagnosesicherung ist zur Unterteilung der Fälle nach histologischem Typ erforderlich.

Verfahren zur Bestimmung der T-, N- und M-Kategorien sind:

T-Kategorien:	klinische Untersuchung,
N-Kategorien:	klinische Untersuchung,
M-Kategorien:	klinische Untersuchung und bildgebende Verfahren.

Regionäre Lymphknoten

Die regionären Lymphknoten sind die präaurikulären, submandibulären und Halslymphknoten.

TNM: Klinische Klassifikation

T - Primärtumor

TX Primärtumor kann nicht beurteilt werden.
T0 Kein Anhalt für Primärtumor.

T1 Tumor 2,5 cm oder weniger in größter Ausdehnung, beschränkt auf die Tränendrüse.

T2 Tumor 2,5 cm oder weniger in größter Ausdehnung, mit Infiltration des Periosts der Fossa glandulae lacrimalis.

T3 Tumor mehr als 2,5 cm, aber nicht mehr als 5 cm in größter Ausdehnung.

T3a Tumor begrenzt auf die Tränendrüse.
T3b Tumor infiltriert Periost der Fossa glandulae lacrimalis.

T4 Tumor mehr als 5 cm in größter Ausdehnung.
T4a Tumor infiltriert orbitales Weichgewebe, N. opticus oder Augapfel, *ohne* Knocheninfiltration.
T4b Tumor infiltriert orbitales Weichgewebe, N. opticus oder Augapfel, *mit* Knocheninfiltration.

N - Regionäre Lymphknoten

Siehe Definitionen S. 156.

M - Fernmetastasen

Siehe Definitionen S. 156.

pTNM: Pathologische Klassifikation

Die pT-, pN- und pM-Kategorien entsprechen den T-, N- und M-Kategorien.

G: Histopathologisches Grading

GX Differenzierungsgrad kann nicht beurteilt werden.
G1 Gut differenziert.
G2 Mäßig differenziert; schließt adenoid-zystisches Karzinom ohne basaloide (solide) Komponente ein.
G3 Schlecht differenziert; schließt adenoid-zystisches Karzinom mit basaloiden (soliden) Strukturen ein.
G4 Undifferenziert.

Stadiengruppierung

Eine Stadiengruppierung wird derzeit nicht empfohlen.

Kurzfassung

Tränendrüsen/Karzinom	
T1	≤2,5 cm, begrenzt auf Drüse
T2	≤2,5 cm, Periost
T3	>2,5 cm bis 5 cm
T3a	Begrenzt auf Drüse
T3b	Periost
T4	>5 cm
T4a	Orbita, nicht Orbitalknochen
T4b	Orbita und Orbitalknochen
N1	Regionär

HIRNTUMOREN (ICD-O 191)

Regeln zur Klassifikation

Die Klassifikation gilt für alle Hirntumoren. Histologische Diagnosesicherung ist erforderlich. Eine N/pN-Klassifikation ist bei Hirntumoren nicht anwendbar.

Verfahren zur Bestimmung der T- und M-Kategorien sind:

T-Kategorien: klinische Untersuchung und bildgebende Verfahren,
M-Kategorien: klinische Untersuchung und bildgebende Verfahren.

TM: Klinische Klassifikation

T - Primärtumor

TX Primärtumor kann nicht beurteilt werden.
T0 Kein Anhalt für Primärtumor.

Supratentorielle Tumoren

T1 Tumor 5 cm oder weniger in größter Ausdehnung, begrenzt auf eine Seite.
T2 Tumor mehr als 5 cm in größter Ausdehnung, begrenzt auf eine Seite.
T3 Tumor infiltriert Ventrikelsystem.
T4 Tumor überschreitet Mittellinie des Gehirns, infiltriert gegenseitige Hemisphäre oder infratentoriell.

Infratentorielle Tumoren

T1 Tumor 3 cm oder weniger in größter Ausdehnung, begrenzt auf seine Seite.
T2 Tumor mehr als 3 cm in größter Ausdehnung, begrenzt auf eine Seite.
T3 Tumor infiltriert Ventrikelsystem.
T4 Tumor überschreitet die Mittellinie des Gehirns, infiltriert in die andere Seite oder supratentoriell.

M - Fernmetastasen

MX Das Vorliegen von Fernmetastasen kann nicht beurteilt werden.
M0 Keine Fernmetastasen.
M1 Fernmetastasen.

pTM: Pathologische Klassifikation

Die pT- und pM-Kategorien entsprechen den T- und M-Kategorien.

G: Histopathologisches Grading

GX Differenzierungsgrad kann nicht bestimmt werden.
G1 Gut differenziert.
G2 Mäßig differenziert.
G3 Schlecht differenziert.
G4 Undifferenziert.

R-Klassifikation

Das Fehlen oder Vorhandensein von Residualtumor nach Behandlung kann durch das Symbol R beschrieben werden.

RX Vorhandensein von Residualtumor kann nicht beurteilt werden.
R0 Kein Residualtumor.
R1 Mikroskopischer Residualtumor.
R2 Makroskopischer Residualtumor.

Stadiengruppierung

Stadium I A	G1	T1	M0
Stadium I B	G1	T2, T3	M0
Stadium II A	G2	T1	M0
Stadium II B	G2	T2, T3	M0
Stadium III A	G3	T1	M0
Stadium III B	G3	T2, T3	M0
Stadium IV	G1	T4	M0
	G2	T4	M0
	G3	T4	M0
	G4	jedes T	M0
	jedes G	jedes T	M1

Kurzfassung

Gehirn	
	Supratentoriell
T1	Eine Seite, ≤5 cm
T2	Eine Seite, >5 cm
T3	Ventrikelsystem
T4	Gegenseite, infratentoriell
	Infratentoriell
T1	Eine Seite, ≤3 cm
T2	Eine Seite, >3 cm
T3	Ventrikelsystem
T4	Gegenseite, supratentoriell
	Alle Bezirke
G1	Gut differenziert
G2	Mäßig differenziert
G3	Schlecht differenziert
G4	Undifferenziert

MORBUS HODGKIN

Einführende Bemerkungen

Derzeit wird eine TNM-Klassifikation für Morbus Hodgkin als nicht praktikabel erachtet.

Seit der Ann-Arbor-Klassifikation im Jahre 1971 sind 2 wichtige Beobachtungen gemacht worden, die für die Stadieneinteilung von größter Bedeutung sind: Erstens muß sich die extralymphatische Erkrankung, wenn sie lokalisiert ist und die benachbarten Lymphknoten miterkrankt sind, nicht negativ auf die Überlebenszeit des Patienten auswirken. Zweitens ermöglicht die Einführung der Laparotomie mit Splenektomie eine bessere Beurteilung bzw. Bestimmung des Ausbreitungsgrades der Erkrankung im Bereich des Abdomens.

Eine auf dem histologisch-pathologischen Untersuchungsergebnis von Milz und abdominalen Lymphknoten basierende Stadieneinteilung kann nicht mit einer Einteilung ohne eine solche Exploration verglichen werden. Daher werden im folgenden 2 Klassifikationssysteme - eine klinische (cS) und eine pathologische (pS) Stadieneinteilung - angegeben.

Klinische Stadieneinteilung (cS)

Das klinische Staging gilt zwar als unvollständig, ist jedoch leicht anwendbar und reproduzierbar. Hierbei sind bestimmend: Anamnese, klinische Untersuchung, bildgebende Verfahren, Blutuntersuchung sowie das Ergebnis der Erstbiopsie. Die Knochenmarkpunktion muß in einem klinisch oder radiologisch nicht befallenen Knochenbereich durchgeführt werden.

Leberbefall. Klinischer Anhalt für einen Leberbefall ist gegeben, wenn entweder eine Vergrößerung der Leber, wenigstens ein pathologischer Wert der alkalischen Phosphatase im Blutserum und zwei verschiedene pathologische Leberfunktionstests oder wenn ein pathologischer Leberbefund in einem bildgebenden Verfahren und ein pathologischer Leberfunktionstest vorliegen.

Milzbefall. Klinischer Anhalt für einen Milzbefall ist gegeben bei palpabler Milzvergrößerung, bestätigt durch bildgebende Verfahren.

Lymphatische und extralymphatische Erkrankung. Lymphatische Gewebe sind:

Lymphknoten	Waldeyer-Rachenring
Milz	Appendix
Thymus	Peyer-Plaques

Die Lymphknoten sind in Regionen zusammengefaßt; es können eine oder mehrere (2, 3 usw.) befallen sein. Die Milz wird mit S, extralymphatische Organe oder Bezirke werden mit E gekennzeichnet.

Lungenbeteiligung beschränkt auf einen Lungenlappen oder perihiläre Ausdehnung mit homolateraler Lymphadenopathie oder einseitiger Pleuraerguß mit oder ohne Lungenbeteiligung, jedoch mit hilärer Lymphadenopathie werden als *lokalisierte* extralymphatische Erkrankung angesehen.

Leberbeteiligung gilt stets als diffuse extralymphatische Erkrankung.

Pathologische Stadieneinteilung (pS)

Die pathologisch-anatomische Stadieneinteilung (pS) stützt sich auf zusätzliche Daten und ist deshalb genauer. Sie sollte, wenn immer möglich, angewendet werden. Die verschiedenen Organ-

und Gewebesymbole sind je nach dem histopathologischen Untersuchungsergebnis mit – (minus) oder + (plus) zu kennzeichnen.

Histopathologische Information

Diese wird durch Notationen, die die untersuchten Gewebe anzeigen, klassifiziert.

Die nachfolgenden Kurzbezeichnungen sind bei Fernmetastasen (oder M1-Kategorien) aller durch das TNM-System klassifizierter Regionen gebräuchlich. Um jedoch mit der Ann-Arbor-Klassifikation konform zu sein, sind nachstehend auch die in diesem System verwendeten Initialen angegeben.

Lunge	PUL oder L	Knochenmark	MAR oder M
Knochen	OSS oder O	Pleura	PLE oder P
Leber	HEP oder H	Peritoneum	PER
Hirn	BRA	Haut	SKI oder D
Lymphknoten	LYM oder N	Andere Organe	OTH

Zusätzliche Kennzeichen

Gegebenenfalls können das y-Symbol, das r-Symbol und der C-Faktor der Klassifikation zugefügt werden (s. S.10 und 11).

Klinische Stadien (cS)

Stadium I Befall einer einzelnen Lymphknotenregion (I) oder lokalisierter Befall eines einzelnen extralymphatischen Organs oder Bezirks (I E).

Stadium II Befall von 2 oder mehr Lymphknotenregionen auf der gleichen Zwerchfellseite (II) oder lokalisierter Befall eines einzelnen extralymphatischen Organs oder Bezirks und seines (seiner) regionären

Lymphknoten mit oder ohne Befall anderer Lymphknotenregionen auf der gleichen Zwerchfellseite (II E).

Anmerkung: Die Anzahl der befallenen Lymphknotenregionen sollte angegeben werden (z. B. II 3).

Stadium III Befall von Lymphknotenregionen auf beiden Seiten des Zwerchfells (III), ggf. zusätzlich lokalisierter Befall eines extralymphatischen Organs oder Bezirks (III E) oder gleichzeitiger Befall der Milz (III S) oder gleichzeitiger Befall von beiden (III E+S).

Stadium IV Disseminierter (multifokaler) Befall eines oder mehrerer extralymphatischer Organe mit oder ohne gleichzeitigen Lymphknotenbefall; oder isolierter Befall eines extralymphatischen Organs mit Befall entfernter (nichtregionärer) Lymphknoten.

Anmerkung: Die Lokalisation befallener Bezirke wird mit den auf S. 191 angegebenen Notationen bezeichnet.

A- und B-Kategorien der Allgemeinsymptome

Jedes Stadium soll entsprechend dem Fehlen oder Vorhandensein definierter Allgemeinsymptome in A und B unterteilt werden. Als Allgemeinsymptome gelten:

1. Unerklärbarer Gewichtsverlust von mehr als 10% des üblichen Körpergewichts in den vorangegangenen 6 Monaten.
2. Ungeklärtes Fieber über 38 °C.
3. Nachtschweiß.

Anmerkung: Pruritus allein qualifiziert nicht für die B-Klassifikation, ebenso nicht kurze durch bekannte Infektionen erklärbare fieberhafte Erkrankungen.

Pathologische Stadien - pS

Die Definitionen der 4 Stadien folgen denselben Kriterien wie bei den klinischen Stadien, jedoch unter Berücksichtigung der zusätzlichen Information, die nach Laparotomie erhalten wird. Splenektomie, Leberbiopsie, Lymphknotenbiopsie und Knochenmarkbiopsie sind zur Festlegung des pathologischen Stadiums erforderlich. Die Ergebnisse dieser Biopsien werden durch die auf S. 191 angeführten Notationen gekennzeichnet.

Kurzfassung

Stadium	**Morbus Hodgkin**	Substadium
Stadium I	Einzelne Lymphknotenregion	
	Lokalisierter Befall eines einzelnen extralymphatischen Organs/Bezirks	I E
Stadium II	2 oder mehrere Lymphknotenregionen auf gleicher Zwerchfellseite	
	Lokalisierter Befall eines einzelnen extralymphatischen Organs/Bezirks mit seinen regionären Lymphknoten ± andere Lymphknotenregionen auf gleicher Zwerchfellseite	II E

Stadium	**Morbus Hodgkin**	Sub-stadium
Stadium III	Lymphknotenregionen auf beiden Zwerchfellseiten ± lokalisierter Befall von einzelnen extralymphatischen Organen/Bezirken	III E
	Milz	III S
	beide	III E+S
Stadium IV	Diffuser Befall extralymphatischer Organe ± regionärer Lymphknotenbefall Isolierter Befall von extralymphatischen Organen und nichtregionären Lymphknoten	
Alle Stadien unterteilt:	Ohne Gewichtsverlust/Fieber/Schweiß	A
	Mit Gewichtsverlust/Fieber/Schweiß	B

NON-HODGKIN-LYMPHOME

Wie bei M. Hodgkin wird derzeit auch für Non-Hodgkin-Lymphome eine TNM-Klassifikation als nicht praktikabel erachtet. Da andere überzeugende und getestete Staging-Systeme nicht vorliegen, wird die Ann-Arbor-Klassifikation mit denselben Modifikationen wie für M. Hodgkin empfohlen (s. S. 189).

TUMOREN IM KINDESALTER

Einführende Bemerkungen

Die in diesem Abschnitt behandelten Tumoren sind das Nephroblastom (Wilms-Tumor), das Neuroblastom und die Weichteilsarkome im Kindesalter. Diese Tumoren werden entsprechend den Empfehlungen des Société Internationale d'Oncologie Pédiatrique (SIOP) klassifiziert. Diese Vorschläge wurden von der UICC und den Nationalen TNM-Komitees einschließlich des AJCC gebilligt.

Die Regeln für die Klassifikation der Tumoren im Kindesalter unterscheiden sich in einem Punkt von denen anderer Lokalisationen. Es muß eine Kategorie eingefügt werden für die Fälle, in denen eine chirurgische Exploration einen nichtresezierbaren Tumor aufdeckte. Solche Fälle werden als pT3c oder - nach nichtoperativer Vorbehandlung - als ypT3c bezeichnet.

Jeder Tumor wird nach folgendem Schema beschrieben:

- Regeln zur Klassifikation mit den Verfahren für die Bestimmung der T-, N- und M-Kategorien. Zusätzliche Methoden zur Erhöhung der Genauigkeit der Bestimmung vor der Behandlung können benutzt werden.
- Anatomische Regionen, falls erforderlich.
- Regionäre Lymphknoten.
- TNM: Klinische Klassifikation.
- pTNM: Pathologische Klassifikation.
- Stadiengruppierung.
- Kurzfassung.

Zusätzliche Kennzeichen

Gegebenenfalls können das y-Symbol, das r-Symbol sowie der C-Faktor zusätzlich verwendet werden (s. S. 10 und 11).

Fernmetastasen

Die Definitionen der M-Kategorien für alle pädiatrischen Tumoren sind:

M - Fernmetastasen

MX Das Vorliegen von Fernmetastasen kann nicht beurteilt werden.
M0 Keine Fernmetastasen.
M1 Fernmetastasen.

Für alle Regionen können die Kategorien M1 und pM1 wie folgt spezifiziert werden:

Lunge	PUL	Knochenmark	MAR
Knochen	OSS	Pleura	PLE
Leber	HEP	Peritoneum	PER
Hirn	BRA	Haut	SKI
Lymphknoten	LYM	Andere Organe	OTH

Nephroblastom (Wilms-Tumor) (ICD-O 189.0)

Regeln zur Klassifikation

Histologische Diagnosesicherung ist erforderlich.

Verfahren zur Bestimmung der T-, N- und M-Kategorien sind:

T-Kategorien: klinische Untersuchung und Urographie. Jede andere diagnostische Methodik kann vor der Behandlung verwendet werden.

N-Kategorien: klinische Untersuchung und bildgebende Verfahren.

Anmerkung: Die Beurteilung der N-Kategorien wird nicht als relevant betrachtet.

M-Kategorien: klinische Untersuchung und bildgebende Verfahren.

Zusätzliche Methoden zur Erhöhung der Genauigkeit der Bestimmung vor der Behandlung können benutzt werden.

Regionäre Lymphknoten

Die regionären Lymphknoten sind die hilären sowie die paraaortalen und parakavalen Lymphknoten zwischen Zwerchfell und Aortenbifurkation. Andere befallene Lymphknoten werden als Fernmetastasen klassifiziert.

TNM: Klinische Klassifikation

T - Primärtumor

TX Primärtumor kann nicht beurteilt werden.
T0 Kein Anhalt für Primärtumor.

T1 Einseitiger Tumor, Größe 80 cm^2 oder kleiner (einschließlich Niere).
T2 Einseitiger Tumor von mehr als 80 cm^2 Größe (einschließlich Niere).

Anmerkung: Die Tumorgröße wird berechnet als das Produkt der vertikalen und der horizontalen Ausdehnung des Röntgenschattens von Tumor und Niere (Größe $= a \cdot b$ in cm^2).

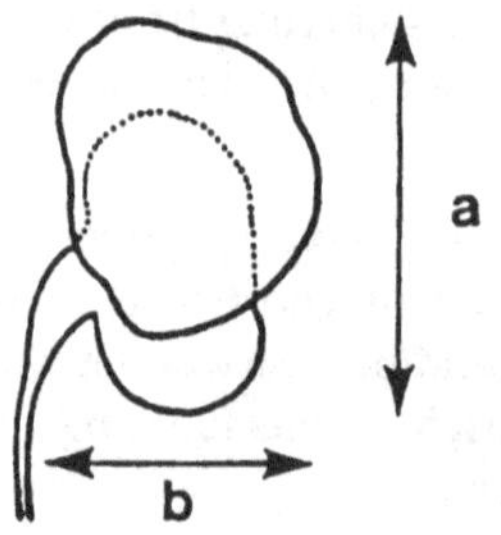

T3 Einseitiger Tumor, vor Behandlungsbeginn rupturiert.
T4 Bilaterale Tumoren.

N - Regionäre Lymphknoten

NX Regionäre Lymphknoten können nicht beurteilt werden.
N0 Keine regionären Lymphknoten.
N1 Regionäre Lymphknotenmetastasen.

M - Fernmetastasen

Siehe Definitionen S. 198.

pTNM: Pathologische Klassifikation

pT - Primärtumor

pTX Primärtumor kann nicht beurteilt werden.
pT0 Kein Anhalt für Primärtumor.

pT1 Vollständig abgekapselter intrarenaler Tumor, komplette Exzision mit histologisch tumorfreien Rändern.

pT2 Tumor überschreitet die Kapsel oder das Nierenparenchym (s. Anmerkung). Vollständige Exzision.

pT3 Tumor überschreitet die Kapsel oder das Nierenparenchym (s. Anmerkung). Inkomplette Exzision oder präoperative oder operative Ruptur.

- pT3a Mikroskopischer Resttumor im Tumorbett.
- pT3b Makroskopischer Resttumor oder Tumordissemination oder maligner Aszites.
- pT3c Bei chirurgischer Exploration nicht resezierbarer Tumor.

pT4 Bilaterale Tumoren.

Anmerkung: Dies schließt ein: Kapselriß und/oder mikroskopisch Tumorgewebe außerhalb der Kapsel; mikroskopisch bestätigte Tumorverwachsungen, Infiltrationen von oder Thrombusbildung innerhalb renaler Gefäße außerhalb der Niere; Infiltration des Nierenbeckens und/oder des Ureters und/oder des Fettgewebes um Nierenbecken und -kelche.

pN - Regionäre Lymphknoten

pNX Regionäre Lymphknoten können nicht beurteilt werden.
pN0 Keine regionären Lymphknotenmetastasen.
pN1 Regionäre Lymphknotenmetastasen.

- pN1a Regionäre Lymphknotenmetastasen vollständig entfernt.
- pN1b Regionäre Lymphknotenmetastasen unvollständig entfernt.

pM – Fernmetastasen

Die pM-Kategorien entsprechen den M-Kategorien.

Klinische Stadiengruppierung (TNM, cTNM)

Stadium I	T1	N0	M0
Stadium II	T2	N0	M0
Stadium III	T1	N1	M0
	T2	N1	M0
	T3	jedes N	M0
Stadium IVA	T1	jedes N	M1
	T2	jedes N	M1
	T3	jedes N	M1
Stadium IVB	T4	jedes N	jedes M

Pathologische Stadiengruppierung (pTNM)

Stadium I	pT1	pN0	pM0
Stadium II	pT1	pN1a	pM0
	pT2	pN0, pN1a	pM0
Stadium IIIA	pT3a	pN0, pN1a	pM0
Stadium IIIB	pT1	pN1b	pM0
	pT2	pN1b	pM0
	pT3a	pN1b	pM0
	pT3b	jedes pN	pM0
	pT3c	jedes pN	pM0
Stadium IVA	pT1	jedes pN	pM1
	pT2	jedes pN	pM1
	pT3a	jedes pN	pM1
	pT3b	jedes pN	pM1
	pT3c	jedes pN	pM1
Stadium IVB	pT4	jedes pN	jedes pM

Kurzfassung

TNM	Nephroblastom		ptNM
T1	Tumor ≤ 80 cm^2	Abgekapselt, Exzision komplett	pT1
T2	Tumor > 80 cm^2	Mit Invasion, Exzision komplett	pT2
T3	Ruptur vor Behandlung	Exzision inkomplett, mikroskopischer Residualtumor	pT3a
		Exzision inkomplett, makroskopischer Residualtumor	pT3b
		Tumor nicht reseziert	pT3c
T4	Bilateraler Tumor	Bilaterale Tumoren	pT4
N1	Regionär	Lymphknotenmetastasen komplett reseziert	pN1a
		Lymphknotenmetastasen inkomplett reseziert	pN1b

Neuroblastom

Die Klassifikationsrichtlinien gelten auch für das Ganglioneuroblastom.

Regeln zur Klassifikation

Histologische Diagnosesicherung oder Bestätigung durch biochemische Tests ist erforderlich.

Verfahren zur Bestimmung der T-, N- und M-Kategorien sind:

T-Kategorien:	klinische Untersuchung, bildgebende Verfahren einschließlich intravenöser Urographie und Thoraxröntgenaufnahmen,
N-Kategorien:	klinische Untersuchung und bildgebende Verfahren,
M-Kategorien:	klinische Untersuchung und bildgebende Verfahren einschließlich Skelettübersicht und Knochenmarkuntersuchung.

Zusätzliche Methoden zur Erhöhung der Genauigkeit der Bestimmung vor der Behandlung können benutzt werden.

Anatomische Regionen

Der Primärtumor sollte gemäß folgenden Notationen bezeichnet werden:

Halsbereich	CER	Becken	PEL
Brustkorb	THO	Andere Regionen	OTH
Bauch	ABD		

Anmerkung: Dumbbell-Tumoren sollten durch das Präfix D bezeichnet werden.

Regionäre Lymphknoten

Die regionären Lymphknoten sind wie folgt definiert:

- Halsbereich: zervikale und supraklavikuläre Knoten.
- Brustkorb: intrathorakale und supraklavikuläre Knoten.
- Bauch- und Beckenregion: subdiaphragmatische intraabdominale und Beckenlymphknoten, einschließlich der Lnn. iliaci externi.
- Andere Regionen: zugehörige regionäre Lymphknoten.

TNM: Klinische Klassifikation

T - Primärtumor

Da es häufig unmöglich ist, zwischen dem Primärtumor und den angrenzenden Lymphknoten zu differenzieren, bezieht sich die T-Angabe auf die gesamte Tumormasse. Falls unklar ist, ob Multizentrizität oder Metastasen vorliegen, wird letzteres angenommen.

Anmerkung: Die Größe des Tumors wird klinisch und/oder röntgenologisch bestimmt. Für die Klassifikation sollte der größere Meßwert benutzt werden.

TX Primärtumor kann nicht beurteilt werden.
T0 Kein Anhalt für Primärtumor.

T1 Solitärer Tumor, 5 cm oder weniger in größter Ausdehnung.
T2 Solitärer Tumor, mehr als 5 cm, aber nicht mehr als 10 cm in größter Ausdehnung.
T3 Solitärer Tumor, mehr als 10 cm in größter Ausdehnung.
T4 Gleichzeitig auftretende multizentrische Tumoren.

N - Regionäre Lymphknoten

NX Regionäre Lymphknoten können nicht beurteilt werden.
N0 Keine regionären Lymphknotenmetastasen.
N1 Regionäre Lymphknotenmetastasen.

M - Fernmetastasen

Siehe Definitionen S. 198.

pTNM: Pathologische Klassifikation

pT - Primärtumor

pTX Primärtumor kann nicht beurteilt werden.
pT0 Kein Tumornachweis bei der histologischen Untersuchung des Resektats.

pT1 Vollständige Entfernung des Tumors; Ränder histologisch tumorfrei.
pT2 Entfällt.
pT3 Residualtumor.
 pT3a Mikroskopischer Residualtumor.
 pT3b Makroskopischer Residualtumor oder makroskopisch inkomplette Exzision.
 pT3c Chirurgische Exploration, keine Tumorresektion.
pT4 Multizentrischer Tumor.

pN - Regionäre Lymphknoten

pNX Regionäre Lymphknoten können nicht beurteilt werden.
pN0 Keine regionären Lymphknotenmetastasen.
pN1 Regionäre Lymphknotenmetastasen.
 pN1a Regionäre Lymphknotenmetastasen komplett reseziert.
 pN1b Regionäre Lymphknotenmetastasen inkomplett reseziert.

pM - Fernmetastasen

Die pM-Kategorien entsprechen den M-Kategorien.

Klinische Stadiengruppierung (TNM, cTNM)

Stadium I	T1	N0	M0
Stadium II	T2	N0	M0
Stadium III	T1	N1	M0
	T2	N1	M0
	T3	jedes N	M0
Stadium IV A	T1	jedes N	M1
	T2	jedes N	M1
	T3	jedes N	M1
Stadium IV B	T4	jedes N	jedes M

Pathologische Stadiengruppierung (pTNM)

Stadium I	pT1	pN0	pM0
Stadium II	pT1	pN1 a	pM0
Stadium III A	pT3 a	pN0, pN1 a	pM0
Stadium III B	pT1	pN1 b	pM0
	pT3 a	pN1 b	pM0
	pT3 b	jedes pN	pM0
	pT3 c	jedes pN	pM0
Stadium IV A	pT1	jedes pN	pM1
	pT3 a	jedes pN	pM1
	pT3 b	jedes pN	pM1
	pT3 c	jedes pN	pM1
Stadium IV B	pT4	jedes pN	jedes pM

Kurzfassung

TNM	**Neuroblastom**		pTNM
T1	Tumor ≤ 5 cm	Exzision komplett	pT1
T2	Tumor > 5 bis 10 cm	(nicht anwendbar)	–
T3	Tumor > 10 cm	Mikroskopischer Residualtumor	pT3 a
		Makroskopischer Residualtumor	pT3 b
		Nicht resezierbarer Tumor	pT3 c
T4	Multizentrischer Tumor	Multizentrischer Tumor	pT4
N1	Regionär	Lymphknotenmetastasen komplett reseziert	pN1 a
		Lymphknotenmetastasen inkomplett reseziert	pN1 b

Weichteilsarkome im Kindesalter

Regeln zur Klassifikation

Die vorliegende Klassifikation wurde speziell zur Verwendung beim Rhabdomyosarkom des Kindesalters (ICD-O M 8900/3) erstellt; sie kann aber auch für andere Weichteilsarkome (s. S. 84) im Kindesalter angewendet werden.

Histologische Diagnosesicherung ist erforderlich.

Verfahren zur Bestimmung der T-, N-, und M-Kategorien sind:

T-Kategorien: klinische Untersuchung und bildgebende Verfahren, entsprechend der anatomischen Region,

N-Kategorien: klinische Untersuchung und relevante bildgebende Verfahren,

M-Kategorien: klinische Untersuchung und bildgebende Verfahren. Bei Rhabdomyosarkom wird Knochenmarkuntersuchung empfohlen.

Zusätzliche Methoden zur Erhöhung der Genauigkeit der Bestimmung vor der Behandlung können benutzt werden.

Anatomische Regionen

Der Sitz des Primärtumors sollte gemäß folgenden Notationen bezeichnet werden:

Augenhöhle	ORB	Bauch (einschließlich Bauchwand und Eingeweide)	ABD
Kopf und Hals	HEA	Brustkorb (einschließlich Brustwand, Zwerchfell und Eingeweide)	THO
Extremitäten	LIM		
Becken (einschließlich Beckenwand, Genitaltrakt und Eingeweide)	PEL		
Andere Regionen	OTH		

Regionäre Lymphknoten

Als regionär gelten jeweils die dem Sitz des Primärtumors zugehörigen Lymphknoten, z. B.

- Kopf und Hals: zervikale und supraklavikuläre Lymphknoten.
- Bauchraum, Becken: subdiaphragmatische intraabdominale und ileoinguinale Lymphknoten.
- Obere Extremitäten: gleichseitige epitrochleare und axilläre Lymphknoten.
- Untere Extremitäten: gleichseitige popliteale und inguinale Lymphknoten.

Im Falle von einseitigen Tumoren gelten befallene kontralaterale Lymphknoten als Fernmetastasen.

TNM: Klinische Klassifikation

T - Primärtumor

TX Primärtumor kann nicht beurteilt werden.
T0 Kein Anhalt für Primärtumor.

T1 Tumor auf Ausgangsorgan oder -gewebe beschränkt.
- T1a Tumor 5 cm oder weniger in größter Ausdehnung.
- T1b Tumor mehr als 5 cm in größter Ausdehnung.

T2 Tumor infiltriert benachbarte Organe oder Gewebe und/oder Tumor mit begleitendem malignen Erguß.
- T2a Tumor 5 cm oder weniger in größter Ausdehnung.
- T2b Tumor mehr als 5 cm in größter Ausdehnung.

Anmerkung: Die Kategorien T3 und T4 werden nicht verwendet. Das Vorliegen von mehr als einem Tumor wird im allgemeinen als Primärtumor mit Fernmetastasen aufgefaßt.

N - Regionäre Lymphknoten

NX Regionäre Lymphknoten können nicht beurteilt werden.
N0 Keine regionären Lymphknotenmetastasen.
N1 Regionäre Lymphknotenmetastasen.

M - Fernmetastasen

Siehe Definitionen S. 198.

pTNM: Pathologische Klassifikation

pT - Primärtumor

pTX Primärtumor kann nicht beurteilt werden.
pT0 Kein Anhalt für Primärtumor.

pT1 Tumor auf Ausgangsorgan oder -gewebe beschränkt, Exzision komplett, Ränder histologisch tumorfrei.
pT2 Tumor mit Invasion jenseits des Ausgangsorgans oder -gewebes, Exzision komplett, Ränder histologisch tumorfrei.
pT3 Tumor mit Invasion jenseits des Ausgangsorgans oder -gewebes, Exzision inkomplett.
- pT3a Mikroskopischer Residualtumor.
- pT3b Makroskopischer Residualtumor.
- pT3c Bei chirurgischer Exploration nicht resezierbarer Tumor.

pN - Regionäre Lymphknoten

pNX Regionäre Lymphknoten können nicht beurteilt werden.
pN0 Keine regionären Lymphknotenmetastasen.
pN1 Regionäre Lymphknotenmetastasen.
- pN1a Regionäre Lymphknotenmetastasen vollständig reseziert.
- pN1b Regionäre Lymphknotenmetastasen unvollständig reseziert.

pM - Fernmetastasen

Die pM-Kategorien entsprechen den M-Kategorien.

Klinische Stadiengruppierung (TNM, cTNM)

Stadium I	T1 a	N0	M0
	T1 b	N0	M0
Stadium II	T2 a	N0	M0
	T2 b	N0	M0
Stadium III	jedes T	N1	M0
Stadium IV	jedes T	jedes N	M1

Anmerkung: Wenn die regionären Lymphknoten klinisch oder radiologisch nicht beurteilt werden können, soll NX als N0 für die Stadien I und II gelten.

Pathologische Stadiengruppierung (pTNM)

Stadium I	pT1	pN0	pM0
Stadium II	pT1	pN1 a	pM0
	pT2	pN0, pN1 a	pM0
Stadium III A	pT3 a	pN0, pN1 a	pM0
Stadium III B	pT3 b	jedes pN	pM0
	pT3 c	jedes pN	pM0
	jedes pT	pN1 b	pM0
Stadium IV	jedes pT	jedes pN	pM1

Kurzfassung

TNM	Weichteilsarkome im Kindesalter		pTNM
T1	Begrenzt auf Organ/Gewebe	Begrenzt auf Organ, Exzision komplett	pT1
T1a	≤5 cm		
T1b	>5 cm		
T2	Invasion Nachbarorgane/-gewebe	Invasion jenseits Organ, Exzision komplett	pT2
T2a	≤5 cm		
T2b	>5 cm		
T3/4	Nicht anwendbar	Exzision inkomplett	pT3
		Mikroskopischer Residualtumor	pT3a
		Makroskopischer Residualtumor	pT3b
		Tumor nicht reseziert	pT3c
N1	Regionärer Befall	Lymphknotenmetastasen komplett reseziert	pN1a
		Lymphknotenmetastasen inkomplett reseziert	pN1b

TNM Klassifikation maligner Tumoren

Die vorliegende 4. Auflage der TNM Klassifikation stimmt mit der Klassifikation gynäkologischer Tumoren durch die FIGO (Fédération Internationale de Gynécologie et d'Obstétrique) überein und ist identisch mit der Klassifikation kindlicher Tumoren durch die SIOP (Société Internationale d'Oncologie Pédiatrique). Sie wurde von allen nationalen TNM-Komitees einschließlich des AJCC (American Joint Committee on Cancer) angenommen, so daß nunmehr eine auf den neuesten Stand gebrachte, weltweit einheitliche Klassifikation der Tumorausbreitung zur Verfügung steht.

ISBN 3-05-500748-4

MIX
Papier | Fördert gute Waldnutzung
FSC® C083411

Zeitfracht Medien GmbH
Ferdinand-Jühlke-Straße 7
99095 Erfurt, Deutschland
produktsicherheit@kolibri360.de